桐山秀樹

ドラッカー流健康マネジメントで糖尿病に勝つ

講談社+α新書

はじめに

生活習慣病に罹る人ほど、考え方を変えれば生活習慣病から脱出できる
——知的ダイエットのススメ——

「生活習慣病」の治し方

「生活習慣病」という病気がある。

糖尿病、心臓病、がんなどがこれに当たる。

以前は「成人病」と呼ばれ、成人、特に中年期以降に発症する病気とされていたため、この名がある。

昨今では日本人全体が潜在的にこれらの病気に罹《かか》る可能性が高くなった。その原因の根底に日々の生活習慣がある。そこで「生活習慣病」と名づけられた。

生活習慣病は文字通り、生活を変えなければ根本的な予防も治療もできない。この場合の生活というのは、食生活、運動、ストレス、環境など極めて多岐にわたる。その全てが疾病《しっぺい》

の原因ということになる。

　私も五七歳になった昨年、風邪をこじらせ「生活習慣病」の一つである糖尿病が発見された。その合併症で心臓にも大きな負担がかかっていた。

　それまで健康そのものであったため、食生活や運動にも全く注意を払わなかった、その結果として当然ながら、肥満、高血圧、Ⅱ型糖尿病、脂肪肝、アルコール性肝障害、高脂血症、高尿酸血症に罹り、まさに「成人病の巣窟《そうくつ》」のようなメタボな身体になっていた。

　糖尿病が発見された時、私は、身長一六七・八センチで、体重は九二キロ、ウエスト一〇四センチ、血糖値は二一五、血糖コントロールを示すＨｂＡ１ｃ（ヘモグロビン・エーワンシー）は九・三、血圧も上は二〇〇、下が一〇〇以上あった。

　今考えると、われながらこれでよく生きていたなと思うほどの酷《ひど》い数字だった。放っておけば糖尿病の合併症で心筋梗塞になる危険があった他、神経障害で手足の痺《しび》れや痛みも起き、腎症も悪化する寸前の状態である。

　私の血液検査結果を初めて見た糖尿病専門医は、半ば呆《あき》れたような口調で、

「膵臓《すいぞう》が半分壊れていますよ。なんで、こんなになるまで放っておいたの？」

と言った。

私は、自営業であり、それまでは締め切り優先の生活だった。深夜に執筆し、朝まで仕事をして、昼頃まで寝る生活を続けたためと必死に説明した。だがこの医師は全く取り合ってくれない。あくまで、私の「生活習慣」そのものが悪いというのである。

私は、糖尿病の宣告により、自分の「人生」をも否定されたような気がした。

生活習慣病の代表とされる「糖尿病」の患者は、日本人の六人に一人、約二二一〇万人が糖尿病、もしくはその予備軍になっているとされる。加齢とともに糖尿病となる比率が高まり、もはや「国民病」となってきた。

六〇代では四割の男性が糖尿病と診断されているが、低年齢化も進み、四〇代以上の男性の三人に一人、女性の四人に一人が糖尿病かその予備群と言われている（厚生労働省「国民健康・栄養調査」・二〇〇七年）。

このため、中高年の方々や若い読者でも「生活習慣病」やメタボリック・シンドロームと医師から診断され、自分の生活習慣を否定されてガックリときた方も多いことだろう。

「生活習慣病」のうち、とりわけ糖尿病という病が怖いのは、がんや心臓病などと違って、発症が直接すぐに死に結びつかないところである。そのため、

「まあ、なんとかうまくやっていけばいいだろう」

と軽く考えがちである。

しかし、これは間違った考え方だ。もちろん、初期の糖尿病では自覚症状があまりなく、痛くも痒《かゆ》くもない。ところが、そのまま放置したり、私のように定期的検査を受けていないと気づかないうちに悪化し、合併症を起こすようになって初めて病院に駆け込むことになる。

更に怖いのは、完治しないことである。いったんは食生活や運動に気をつけて「生活習慣」を改善したとしても、少し症状が好転すると、また以前と同じような食生活や運動不足の状態に戻ってしまう。その結果、本人も治療する意欲をなくして、やがて病院にも行かなくなり、再び合併症を引き起こすまで悪化させてしまう。

こうして糖尿病は、一度治っても再び音もなく忍び寄ってくる。そのため、別名「サイレント・キラー」（沈黙の殺し屋）と呼ばれているのだ。

糖尿病と診断された以上、私のような糖尿病患者は、この「沈黙の殺し屋」が再び起き上がれないよう、死ぬまで徹底的に血糖値をコントロールし、逃げ切るしかない。

その際、最も重要なことは、体重を減らしてメタボリック・シンドロームから一刻でも早く脱出しておくことである。メタボリック・シンドロームとは、内臓脂肪型肥満と脂質異常、高血圧、高血糖の症状を同時に引き起こしていることで、これらは肥満が引き起こし、その結果、動脈硬化から脳梗塞《こうそく》や心筋梗塞に繫《つな》がる。あるいは、糖尿病になり、腎症、網膜症、足壊疽《えそ》などを起こす。

こうした状況に陥らないように自分の「生活習慣」を改めること。それが「生活習慣病」の治し方である。

だが、現実にどう治せばいいのかは、実は誰も教えてくれない。

専門医も、とにかくあなたの「生活習慣」が悪い、だから、それを治しなさいという忠告のみである。

では、毎日の暮らしの中で、どう改善すればいいのか。これは自分で考えるしかない。

その極めて効果的な方法のヒントとなるのが本書である。

ドラッカーが教えてくれた健康

糖尿病の発覚から約一年。現在、私の体重は、二五キロ減の六七キロ前後をずっとキープしている。ウエストも二〇センチ減の八四センチ。血糖値は空腹時で薬も飲まずに九六前後、HbA1cは五・〇、血圧は薬を飲まずに上が一三七、下が七五である。

先日受けた血液検査の結果ではまだ中性脂肪値が若干高かったが、これは想定内である。肝臓の機能を示すγ－GTP（ガンマ・ジーティーピー）も二〇と低い。すなわち、あれほど酷かった数値が私の場合、約半年、正味三ヵ月で改善され、そのまま一年間キープを続けているのである。

この効果をもたらしてくれた「名医」がいた。経営学者のピーター・ドラッカーである。出版界屈指のベストセラーとなった『もしドラ』（『もし高校野球の女子マネージャーがドラッカーの「マネジメント」を読んだら』ダイヤモンド社）によって、私はこのマネジメント学者の思想に久し振りに出会った。

そして、ひと夏の間、このベストセラー本のヒントとなったドラッカーの『マネジメント［エッセンシャル版］』を繰り返し読んだ結果、これが企業の経営のみならず糖尿病治療と生活習慣病を治すのに大きな効果を上げることを確信した。その経営マネジメント思想を自身の「健康マネジメント」に応用し、すぐさま実践してみた。

結果は、大成功だった。私はドラッカーという「名医」にかかったのみで、他の医者の手も借りず、糖尿病と生活習慣病から一応は脱出してしまったのである。

もちろん、「サイレント・キラー」たる生活習慣病はいつまた静かに襲ってくるかもしれない。けれども、ドラッカーの経営マネジメント理論を応用した「健康マネジメント」を日々実践していれば、少なくともこれ以上悪化することは避けられるという気がする。

この「ドラッカー流健康マネジメント」は、正直いって万人に通用するものではない。ただし、適しているのは、自分の行動や思考を論理的に判断し、理性的に考え着実に実行できる人に限られる。それを私は「知的ダイエット」と名づけた。

ただ自身の欲望の命ずるままに、食べたいものを食べたいだけ食べ、自分の気の向くままに行動する。こういう「生活習慣」を送っている方には、残念ながらドラッカー流の「健康マネジメント」は向かない。企業経営を行う経営者同様、なんとかして生活習慣病を治療したいという意欲を持っている患者にこそ、「ドラッカー医師」は温かい、しかし厳しい言葉をかけ、その治療の方向性を示してくれるのである。

かくいう私も、昨年、糖尿病が発覚するまで同じような生活を送っていたのだから、偉そうなことはとても言えない。しかし、ドラッカーの『マネジメント［エッセンシャル版］』を闘病中精読して、自らの「健康マネジメント」思想の欠陥に気づかされたのだ。

私はこれまで、企業経営やホテル、旅行などのサービス産業論やリーダーシップについての記事や書籍を多数執筆してきた。それが最近、医療分野に急速にアプローチしているのは、一見無関係と思われる企業経営と健康マネジメントが実は極めて近しい関係にあることがわかってきたからだ。そして、そのことを自身の糖尿病体験と経営マネジメントの祖、ドラッカーの著作が教えてくれたのである。企業は「生き物」である。人間の身体も当然、生き物であり、そのマネジメントには共通する部分も多い。

本書を最も読んでいただきたいのは、現在のような競争社会、管理社会の中で頑張り過ぎ、働き過ぎ、その結果傷ついた数多くの「企業戦士」たちである。その多くは、自身の健康など二の次、三の次に考え、ガムシャラに働いてきたことだろう。当然、知識としてはドラッカーのマネジメント思想なども熟知し、企業経営などの現場で実践してきたはずである。こうした人々が、実は自身の健康などにはほとんど無知であり、自身が頑張った結果得た地位や環境ゆえ、どうしても糖尿病を始めとする「生活習慣病」に罹りやすくなってしまうのだ。

だが、心配はいらない。こうした知的な人々ほど、実はドラッカーの思想を借りて永続的な「健康マネジメント」を心がければ、医者いらずで、自分の心と身体の健康もマネジメントできてしまうのである。それを私は証明できた。「健康」とは自分自身の「肉体」と「頭脳」という「企業」を経営しているのと同じことだからである。

もし、頑張り過ぎて生活習慣病になってしまったら、ドラッカー流の「健康マネジメント」を実行して、まず病気を治す。そしてビジネスマンとして、本来の企業経営についても適切なタイミングで次々と未来に必要な手を打てばよい。ドラッカーのマネジメント思想は、本来の企業経営のみならず、健康にもその思考を応用でき、時代を越えて現在もなお不滅の光を放っている。そのマネジメント思想の価値を真に理解できる人たちが、エッセンスを自身の健康にも応用できるのだ。生活習慣病に罹る人ほど、考え方を変えることにより、実は生活習慣病から脱出しやすいと書いたのはそういう意味である。

病の発覚についても同様である。私の場合も糖尿病になったことを一時は悔やんで落ち込んだ。だが、ドラッカーの思想に触れて考え方を変えた。病気になったということは、治す機会（チャンス）が訪れたと考えた。このチャンスに治さないから、更に悪化する。企業経営も同様である。業績が悪化した時ほど、実は抜本的な改革を行うチャンスなのだ。

「生活習慣病」という極めて曖昧《あいまい》な医学用語に惑わされず、自身の「人生」を肯定しつつ、積極的にこの病に挑戦して、見事に、そして完璧に脱出していただきたい。

平成二三年秋

桐山秀樹《きりやまひでき》

◉目次

第一章　ドラッカーは「健康マネジメント」の達人

九五歳まで現役で活躍

ピーター・F・ドラッカーは、二〇〇五年（平成一七年）一一月、誕生日を目前にして老衰のため九五歳で死去した。

だが彼は、亡くなる八ヵ月前まで自宅のあるアメリカ・カリフォルニア州クレアモントのドラッカースクール（クレアモント大学院大学経営大学院）で、看板教授として講義を行っている。

最後の講義は他の教授が教える講義の特別ゲストとして行い、約一時間にわたって学生に語りかけた。ドラッカーの講義スタイルは教壇のテーブルに腰かけて話すという独特なもので、最晩年にはその前年に骨折した腰の具合が悪く、ソファに着席しての講義となった。

しかし、現役の学者生活は九〇代になっても続けており、まさに自身で「健康マネジメント」を行っていた。

住居のあるクレアモントに移ったのは、クレアモント大学院大学社会学部教授に就任した六一歳の時だ。それまで東海岸を中心に活躍し、三九歳の時、ニューヨーク大学経営学大学院教授に就任。大学院にマネジメント学科を創設している。四四歳で『現代の経営』を出版し、同書で「マネジメントの発明者」と呼ばれるようになった。

温暖な西海岸のクレアモントに移住してからは、後にドラッカースクールと改名されるクレアモント大学院大学経営大学院の看板教授として教鞭《きょうべん》を執り、閑静な住宅街にある自宅の書斎で著書の執筆を続けていた。

仕事道具は電子タイプライターとFAX、そして自分の考えを口述するためのテープレコーダーのみで、電子メールでのやり取りは、ドリス夫人に一任するという独自のスタイルを生涯貫き通していた。

ドラッカーは原稿の執筆に取りかかると、パーティやイベントなどの招待は全て断ったという。執筆の合い間に一人で散歩したり、大学での講義はきちんと行うが、それ以外は何者にも邪魔されることなく思索と執筆の日々を続けた。原稿を五回も六回も書き直し、手を入れた後、印刷所に持っていった。

健康管理は最愛のドリス夫人にまかせていたが、講義の前、夫人に禁止されている好物のドーナツを持参、それをほおばった後に水を飲み干し、授業を始めるのを習慣にしていたという逸話も残っている。

このドリス夫人も一〇〇歳を超えた。夫婦揃《そろ》って大変な長寿者である。

亡くなる八ヵ月前に行ったドラッカーの最後の講義は「週刊ダイヤモンド」誌に掲載されているが（同誌二〇一〇年一一月六日号）、この講義を取材したジャーナリストの牧野恵美氏による聴講レポートの中で、ドラッカーがアメリカの病院経営について触れ、患者にとっては、その病院が非営利か営利であるかは関係ない、医師、看護師、清掃員にとっても同様であること。病院は病院として経営し「成果とは何か」を問うことが大切である。病院にとって「顧客は誰か」という自問自答を絶えず行うことが必要だと学生たちに語ったことなどが紹介されている。

同レポートの中でドラッカーは、病院にとって「成果とは何か」を聴衆に問いかけ、それは顧客とは何かという質問に対する答えによっても異なること、すなわち医師を顧客とするなら、どれだけ有能な医師を囲い込めたかが問われること。そして患者を顧客とするなら、まさにどれだけ多くの患者を回復させたかが問われるとコメントしている。

この問いの意味は後に証明するが、ドラッカーの最晩年について触れた記事からは、彼が健康や病院経営について深い思索を行っていたことも想像されるのである。

著作の半分以上を還暦後に執筆

ドラッカーの処女作は、二九歳の時に出版した『「経済人」の終わり』である。ファシズム全体主義の起源を論じたこの著作が、時のイギリス宰相、ウィンストン・チャーチルに絶賛され、彼は世界的な注目を集めた。

第二次世界大戦が勃発《ぼっぱつ》したのと同じ年（一九三九年・昭和一四年）である。

その後、九五年間の生涯で四〇冊近い著作を発表し、大半が世界的ベストセラーとなっているが、その半分以上は六〇歳を過ぎてから、クレアモントの自宅で書かれたものであった。

自身のマネジメント論の集大成となる大著『マネジメント』を出版したのが、一九七四年（昭和四九年）、六四歳の時である。

以後、高齢化社会の到来を指摘した『見えざる革命』、後に触れるイノベーションの体系化に取り組んだ『イノベーションと企業家精神』、NPOなどの非営利組織の役割増大を指摘した『非営利組織の経営』、資本主義の後に知識社会が来ると予言した『ポスト資本主義社会』、雇用やマネジメントの変化を論じた『ネクスト・ソサエティ』（二〇〇二年・平成一四年・九二歳の時の著作）といった話題作、問題作を次々と出版してきた。

そのほとんどの著作の翻訳を手がけてきたドラッカー研究家の上田惇生《あつお》氏は、前出の「週刊ダイヤモンド」誌のドラッカー特集の解説の中で、ドラッカーが現代人に遺した功績として「見たものを書き、語り、相談に乗る者となった」ことを挙げている。

すなわち、経済至上主義の行き詰まりに対しては『「経済人」の終わり』を著し、その答えとして『産業人の未来』を書いた。同書を読んだ当時のゼネラルモーターズの幹部に招かれ、一年半にわたって当時世界最強のメーカーだった同社の経営を調査する。そして『企業とは何か』を著し、人類にとってのマネジメントの概念を確立した。上田氏によれば、ドラッカーは「見る人」であり、人の幸せを求めるために、その時代を動かしている大きな歴史の潮流を解き明かした。まさに、人類と社会の現実と未来を大きく見ながら、それを観察し、相談に乗るという「名医」のような存在になったのである。

私はドラッカー研究者ではない。単なる彼の一愛読者に過ぎない。しかし、ドラッカーの書いた著作を読み進めていくにつれ、彼の社会や組織を「見る眼」は、生活習慣病という現代人が抱えている大きな悩みに対する答えを導き出すヒントにもなると感じた。

ドラッカー研究の第一人者である上田惇生氏も前出のドラッカー特集の中で「ブルジョワ資本主義、マルクス社会主義、ファシズム全体主義のいずれもが万能薬を提示して失敗した。この処方薬さえ服用すれば、問題はすべて解決するなどという便利なものを期待してはならない。取るべきアプローチは、理想を求めて、手持ちの道具で、ケース・バイ・ケースで進むことである。ドラッカーはイズムに代わるべきものを探した。それが、マネジメントだった。働く人びとが日々積み重ねていくべきものだった」と書いている。

このブルジョワ資本主義、マルクス社会主義、ファシズム全体主義を、「生活習慣病」へと置き換えると、それを治す万能薬などない。取るべきアプローチは、理想を求めて、手持ちの道具でケース・バイ・ケースで進むこと。すなわち「健康のマネジメント」が、その治療において最も大切であることに気づかされるのである。

まさにドラッカーは、「時代と社会、そして人間を見る名医」であり、彼の名言、金言は糖尿病を始めとする生活習慣病の治療に最も大きな効果をもたらすことになりはしないかと私は考えた。ドラッカー流のマネジメント理論で、生活習慣病の治療方法を研究していくと、私が自分自身の糖尿病治療経験で学んだ方法とほぼ同じ内容になるからである。

ドラッカー流健康管理

ドラッカーは、その数多くの著作の中で、様々な「名言」を生み、これがドラッカリアンと呼ばれる彼の経営思想を実践する経営者の発想を刺激した。同様に、私のように糖尿病のような生活習慣病の治療に当たる際にも大きなヒントとなるのだ。

ドラッカーの著作には、「健康のマネジメント」を始める際の大前提として大いに役立つ、次のような名言、名句がキラ星のごとく並んでいる。

・「明日のために昨日を捨てる」

『マネジメント［エッセンシャル版］』にあるイノベーションについて触れた一節。

「イノベーションの戦略の一歩は、古いもの、死につつあるもの、陳腐化したものを計画的かつ体系的に捨てることである。イノベーションを行う組織は、昨日を守るために時間と資源を使わない」とドラッカーは書く。これはまさに「生活習慣病」の治療のために、意を決して、古い生活習慣を捨て、新しい生活習慣を取り入れる必要があることを示唆《しさ》した「健康の名言」にもなっている。

・「自ら変化をつくりだす」

『ネクスト・ソサエティ』の中にある名言。「組織が生き残りかつ成功するには、自らがチエンジ・エージェントすなわち変革機関とならなければならない。変化をマネジメントする最善の方法は、自ら変化をつくりだすことである」、これも古い生活習慣を捨てて、自ら変化をつくりだすことで、肉体の生き残りと健康が実現すると解釈できる。

・「成果を上げるのは才能ではない」

『非営利組織の経営』の中にある言葉。成果を上げる人と上げない人の差は「才能ではない。いくつかの習慣的な姿勢と、基礎的な方法を身につけているかどうかの問題である」とドラッカーは言う。

生活習慣病を治すのも、当然、才能ではない。健康な身体をつくるために、いくつかの習慣的な姿勢と基礎的な方法を身につけていればいいのである。

・「真摯さこそ不可欠」

やはり『マネジメント［エッセンシャル版］』にある一節。人を管理する能力、すなわちマネジメントには、スキルの向上や仕事の理解では補うことのできない根本的資質が必要と説く。それが「真摯《しんし》さ」である。同様に、生活習慣病で失われた健康を取り戻すには、やはり「真摯さ」、すなわち自分の身体を治したいという一心が必要なのだ。

この「真摯さ」は大ベストセラーとなった『もしドラ』(『もし高校野球の女子マネージャーがドラッカーの「マネジメント」を読んだら』)で主人公、川島みなみが、自分にはあるのかもしれないと最初に感動した「マネジメントの条件」である。

昨年、私が糖尿病とその合併症でしばらく休息を余儀なくされた時も、ドラッカーの言うこの「真摯さ」の名言を自宅のベランダで読書中に目にした。「真摯さ」、それなら自分にもできるかもしれないと思い立った。まさに「マネジメント」の基本中の基本であり、名言の中の名言であった。

「はじめに」でも触れたように、生活習慣病になる人には二つのタイプがある。

一つは「健康管理」など全く頭の中になく、自分の食べたいものを食べ、毎日の生活も不規則極まりないタイプ。糖尿病を始めとする生活習慣病に罹っていることがわかっても、その原因となった生活習慣そのものを改善することに取り組まないタイプである。

もう一つは、仕事熱心で、パーフェクトに義務を果たすがゆえに、つい食事や毎日の生活がおろそかになり、その結果、生活習慣病を引き起こすタイプ。現代社会の抱える様々なストレスの蓄積もその引き金となる。こういうタイプは、健康に対する正しいマネジメントによって生活の優先順位を変えれば、真摯で仕事をやり過ぎたがゆえに生活習慣病になったのだから、逆にその真摯さで、生活習慣病を克服できるのではないか。

すなわち「真摯さ」を備えている人ほど、考え方を変えれば、その真摯さゆえに生活習慣病を改善できるのだ。

経営者も同様である。経営に真摯であればあるほどマネジメントには適している。ドラッカーはそう説き、彼のマネジメント帝王学を学び始めた人たちを、その死後も珠玉の名言によって正しい方向に導き、応援し続けてくれる。

経営学者としてのドラッカーの優れた点は、その「人間主義」にある。生前のドラッカー本人をよく知るクレアモント在住のジャーナリスト、牧野洋氏は「週刊ダイヤモンド」のドラッカー特集の中で、ドラッカーの『新しい社会と新しい経営』の中にある名言をその人間主義の思想を代表するものとして挙げている。それが、

「**社員はコストではなく資源**」

である。ドラッカーは、社員をコストとして見るのではなく、かつてトヨタ自動車が行ったように、資源として見、完全雇用と適材適所が企業経営には必要であるとしている。

ドラッカー思想の根底にあるこの人間思想も、ビジネスマンがその健康管理の考え方を改める際に役に立つ。

すなわち、われわれは仕事に熱心で成果を上げようとするあまり、自分の「肉体」を単なるコストとして見ていなかっただろうか。それは自分自身にとって最も大切な「資源」である。その限られた有用な「資源」をできるだけ長持ちさせ、内臓機能にも適材適所の役目を与えつつ、責務をこなさせていく、それが「健康」への道であり、正しい「健康マネジメント」の原点なのだ。

逆に、肉体を単なるコストだと錯覚し続けるとどうなるか。睡眠時間も削り、不規則な暮らしを続けて、食生活にも偏りがあれば、やがて生活習慣病となり、生活の質が失われる。その結果求めていた「幸福」は訪れない。

ドラッカーの人間主義の経営思想を私なりに健康マネジメントに落とし込んでみると、そんな生き方の哲学も見えてくるのだ。

ドラッカーが糖尿病患者？

糖尿病患者の寿命は、男性の場合、平均寿命より九・六年、女性の場合は一三年も短いと言われている。ドラッカー自身は、九五歳まで長寿で、現役で活躍したため、糖尿病ではないと思われるが、もしドラッカーが糖尿病であったら、彼も彼自身のマネジメント思想を総動員して、このやっかいな生活習慣病と向かい合い、それを克服したのではないだろうか。

そう考えて、彼の著書『マネジメント［エッセンシャル版］』を熟読して、もしドラッカーが糖尿病患者であったら、この病気をこのように治していったであろうというシミュレーションを第二章以下に展開してみた。

実はこう考えたのは、私一人ではなかった。ベストセラーになった『もしドラ』と『マネジメント［エッセンシャル版］』を読んで、現実の糖尿病治療に取り入れている専門医が実際にいるのだ。

大阪の内科医で産業医の池田雅彦氏は、毎朝聞くラジオの中で紹介された『もしドラ』を通勤電車の車中で読み、感動のあまりボロ泣きしたという。

そして、自身もドラッカーの語る言葉を糖尿病患者の治療に応用できないかと考えた。そこで私は大阪まで出かけて池田医師に会ってきた。

池田医師が『もしドラ』を読んで考えたのは、次のアイデアだった。若くして発症してしまうI型の糖尿病患者や医療従事者が参加する勉強会で、「もし糖尿病勉強会の参加者がドラッカーの『マネジメント』を読んだら」のタイトルで講演できたら、参加者が糖尿病についての意識を高め、その治療について主治医と向かい合えるのではないか。

筆者も経験したII型糖尿病は、不規則な生活習慣や運動不足、食生活の偏り、ストレスから発症するケースが多く、日本の糖尿病患者の九五％以上を占める。

ところが、池田氏は糖尿病専門医としてII型糖尿病患者の健康への意識の低さに長年悩まされてきた。患者本人に本当に治そうという意識が一でもあれば、医者が指導してそれを一〇〇にも二〇〇にも広げることができる。けれどももともと治す意識がゼロの患者をいくら指導してもゼロの倍数はゼロで治療効果はない。しかし、両親の遺伝等で糖尿病になるI型糖尿病患者は、なんとかして治したいという意欲がある。それならば、まず治す意識の強いI型糖尿病患者の若者たちにドラッカーの言葉で希望を持たせようと、勉強会や講演会の材料に選んだのである。

II型糖尿病患者にとってはなんとも耳の痛い話だった。

しかし、私のようにII型糖尿病患者でも、健康に関心がなく、マネジメントの優先順位が間違っていたために生活習慣病に罹ってしまった人たちは大勢いる。

池田医師の話を聞きながらその人たちのためにも、ドラッカー流の経営哲学を生活習慣病治療に当てはめて考えてみようと、私は思った。II型糖尿病患者の中にも治したいという気持ちが一どころか一〇も一〇〇もある患者は決して少なくないのではないか。

もう一つは、糖尿病をめぐる環境の大きな「変化」だった。

糖尿病はかつて「贅沢《ぜいたく》病」と呼ばれ、不規則な暮らしや食生活を長年続けてきた人がなる生活習慣病と思われてきた。ところが、外食の常態化や電化の拡大による運動不足、ストレスの増大などで、ごく普通の日常生活を送っている人でも、誰でも罹りうる生活習慣病となってきた。今や予備軍まで含まれると、その数約二二一〇万人。新しい国民病といっても過言ではない。もはや贅沢病ではない。誰もが罹る病気になっているのだ。それを、「治す意欲がない」だけで放置しておいてよいのだろうか。

ドラッカーは『マネジメント［エッセンシャル版］』の中で、二五〇〇年前のギリシャの名医ヒポクラテスの誓いを挙げて、こう書いている。

・「知りながら害をなすな」

これも彼の名言中の名言である。ドラッカーは言う。

「プロたるものは、医者、弁護士、マネジャーのいずれであろうと、顧客に対して、必ずよい結果をもたらすと約束することはできない。最善を尽くすことしかできない。しかし、知りながら害をなすことはしないとの約束はしなければならない」

医師である以上、糖尿病という病にプロとして向かい合うべきだ。その恐ろしさを知りながら、患者の意欲がないという結論で治療を放棄してはならない。なにより医師は、治療のプロであるべきだ。しかし、医師が治す気のない患者に絶望する気持ちもよく理解できる。ならば、治したい患者が自分で治す。私は医学のプロではなく、素人《しろうと》である。しかし、患者としてはプロだ。患者として、ドラッカーがもし糖尿病患者だったら、この生活習慣病に対して行ったであろう治療のマネジメントを自分で組み立ててみることにした。

「ドラッカー医院」へ

実は、一度なったら治らないと言われた糖尿病にも「治るケース」がある。最近、次のような学会報告が行われ、糖尿病治療の専門家の注目を集めている。

京都市立病院・糖尿病代謝内科の吉田俊秀部長が二〇一〇年四月に日本内科学会総会で発表したもので、糖尿病患者のうち、年齢は五〇歳まで、太り始めて一五年以内、糖尿病が発症して二年以内、三親等以内に糖尿病患者がいないという条件を満たした上で、一五%以上の大幅な減量に成功した患者は、血糖値が正常値に戻るという研究結果である。

吉田氏の研究によると糖尿病は、インスリンの分泌機能が損なわれることによって発症する。しかし、インスリンは分泌していても肥満などのためその働きが阻害されることもある。これがインスリン抵抗性を持つ患者である。この人々が、大幅に体重を減量させることができると、その働きが元に戻る。すなわちインスリン抵抗性がなくなり、正常値に戻ることもあるというのである。


体重を約三ヵ月で二〇キロ以上落として、ウエストも二〇センチ以上細くし、血糖値も糖尿病発覚時の半分以下に下げた筆者なども、その例に入っていたのかもしれない。

年齢は五七歳と条件をやや超えている。だが、太り始めて一五年以内ならギリギリ間に合う。糖尿病が発症して二年以内という条件もスレスレで間に合ったかもしれない。三親等以内に糖尿病患者はいない。従って約二〇キロ体重を落としたことで、糖尿病の入り口に立っていたものが急激に引き返すことができたのかもしれない。

だが、まだまだ油断は禁物である。糖尿病は「サイレント・キラー」。再び生活習慣が元に戻った頃、ジワジワと忍び寄ってくるからだ。

それを絶えず「安全圏内」に逃げ込んでおくには、やはりドラッカーの説く「永続のマネジメント思想」を参考に、健康のマネジメントを実践し、結果を出し続けるしかない。体重も血糖値も現在の正常な状態のままにキープしておき、それを維持するしかない。

これがドラッカーの経営思想を借りた糖尿病の治し方であり、「健康のマネジメント」である。

ところが、これを実現することもまた難しい。

糖尿病の治療で検査入院を余儀なくされた患者が、入院中は大変厳しいカロリー制限食中心の食事と運動で、減量し、数値を改善させるが、退院するとまた元の状態に戻る例は決して珍しくない。

私の知人で糖尿病に罹ったTさん（五七歳）という大手メーカーの技術者がいる。Tさんは三度の検査入院を繰り返し、二〇年来の糖尿病治療を続けてきた。だが、結局治らなかった。彼は私とほぼ同時にある新しい生活習慣を導入してから、劇的に数値が改善し、無事に職場復帰も果たせるようになった。

このように、患者自身の「健康マネジメント」にかける「真摯さ」があれば、ドラッカーがその実践を応援してくれる。

「健康マネジメント」の達人、ドラッカーは、企業経営のみならず、生活習慣病の治療にもヒントを与えてくれるまさしく「名医」であり、生涯通って相談と助言を求めたい「市井の町医者」であるからだ。

私はこの「ドラッカー医院」に毎日通院して、「健康マネジメント」を学び、それを実践し、生活習慣病からの脱出をとりあえず果たした。

では、私がこの一年余り「ドラッカー医院」に通って、ドラッカー医師からどのような治療と助言を受けることができたのか。具体的にその健康マネジメント手法を振り返ってみることにしよう。

第二章　ドラッカーの名言と糖尿病治療

「企業の目的は顧客の創造」

残念ながら私は生前のドラッカーには会う機会はなかった。だが、全く縁がないわけでもない。

ドラッカーは一九七三年（昭和四八年）、六三歳の時、それまでの彼のマネジメント論の集大成である大著『マネジメント――課題、責任、実践』をまとめ上げた。百科事典並みの厚さを持つこの本をその翌年、日本で翻訳したのが、財団法人・日本総合研究所会長で、多摩大学名誉学長である野田一夫先生を始めとする六名の翻訳チームだった。

その結果、でき上がったのが上下巻一三六〇ページにも及ぶ大著である。

翻訳のリーダーである野田一夫先生には、多摩大学学長の時以来、公私ともに大変お世話になり、親しくさせていただいている。ドラッカーのマネジメントや企業経営の考え方についても、折に触れてたびたび貴重な助言を頂戴している。

しかし、私にも大著『マネジメント』をそのままの形で読破するのはさすがに骨が折れた。各章の冒頭に要約を掲載した『抄訳マネジメント』も、何度も挑戦したが結局、読み切れなかった。ようやく読破することができたのが、二〇〇一年（平成一三年）刊行の上田惇生氏の編訳による『マネジメント［エッセンシャル版］』だった。

そこには、企業とは何なのか、マネジメントは何のために存在し、何を可能にするのかということ、あらゆる組織に共通する個人と仕事、そして個人と組織との関係がわかりやすく解明されていた。

しかも、マネジメントを実践していくに当たり、マネージャーの果たすべき役割やコミュニケーションの方法などが説明されていた。

これはチームリーダーを目指す者にとって非常に参考になる内容であり、まさに経営学のバイブルと言えるものだった。

『マネジメント［エッセンシャル版］』では、更にドラッカーのその後の最新マネジメント論やグローバル化におけるイノベーションとその戦略についても細かくアドバイスされている。

今回はこの経営学書の名著のうちから、生活習慣病の治療と健康のマネジメントを実践するために必要なものだけを取り出して私なりに論じようというのだから、ドラッカーの膨大な経営思想の一部を抽出したに過ぎないというより、抽出にもなっていないことは元より十分承知している。

ところが、企業マネジメントの権威であるドラッカーの理論が、もし健康管理にも役立つとなれば、それまで自身の健康など全く顧《かえり》みることのなかった企業戦士たちも素直にそのアドバイスに耳を傾けることになるのではないかと考えた。

ドラッカーの経営論を健康に応用することの意味は次のようなものである。

ドラッカーのマネジメント論を忠実に実行するには、まず働く基礎となる自身の健康に留意しなくてはならない。特に、中高年期に差しかかった人々にとっては、チームリーダーからトップマネジメントへと移行する時期であり、また若くしてトップマネジメントを目指した方々は、日本を背負って立つ未来のリーダーを目指すべき時である。

この時期は加齢とともに身体の変調を伴いやすい。若い頃の経験を新たなステージで生かす時なのに、身体の健康を損ねている方々も少なくないのである。

しかし「一病息災」の言葉通り、一つの病気を徹底的に克服することで、全体の健康を取り戻す例もある。企業経営と同様に、健康のマネジメントも、体調のよい時ばかりでなく、危機の時代をも乗り切ってこそ、更に深まりを増し、磨き上げられていくのである。

もし、ドラッカーが糖尿病患者だったらどう治すか——。

私は、ドラッカーを自分の糖尿病の主治医に見立て、「ドラッカー病院」に直接、日本から治療を受けに行き、健康のマネジメントに対する珠玉のアドバイスを受けるのだ。ドラッカー医師が糖尿病治療の「世界的権威」であり、「名医」ならば、たぶんこのような診察をしてくれるのではないかと夢想したのである。

ドラッカーの経営理論に従えば、まず彼の医院を訪れた私に向かってドラッカー医師は、私の糖尿病検査データを見ながら、こう聞くはずだ。

「それで、君の治療（事業）の目的は何だ」

「治療の目的ですか。ウ～ン、これまで治らないと言われていた糖尿病を治すことです」

そう答えて、私はハタと気づいた。

ドラッカーの数ある名言の中に最も有名な「企業の目的は顧客の創造である」という一節がある。

糖尿病患者にとって「顧客」とは誰か。

そう考えた時、『もしドラ』を使ったI型糖尿病治療の講演会を行っている前出の池田雅彦医師の言葉を思い出した。

「患者は一人で糖尿病と闘っているのではない。家族がいる。治療する医者や看護師がいる。薬を開発する製薬会社がいる。そして、職場の仲間がいる。糖尿病であるなしにかかわらず、人間一人では生きられない。糖尿病患者の皆さんは、この病気を治す『チーム○○』の経営者であり、マネージャー、そして従業員でもある。糖尿病治療に関しては、まずこうしたチーム意識を持って、治療（事業）に当たることが大切です」

糖尿病患者の「顧客」とは

『マネジメント［エッセンシャル版］』にもこうある。

「『われわれの事業は何か』との問いは、ほとんどの場合、答えることが難しい問題である。わかりきった答えが正しいことはほとんどない。『われわれの事業は何か』を問うことこそ、トップマネジメントの責任である。

企業の目的としての事業が十分に検討されていないことが、企業の挫折や失敗の最大の原因となる。逆に、成功を収めている企業の成功は、『われわれの事業は何か』を問い、その問いに対する答えを考え、明確にすることによってもたらされている」

〝医療〟も同じである。

ドラッカーによれば、企業の目的と使命を定義する時、出発点は一つしかない。まず、

「顧客」である。「顧客」を満足させることこそ、企業の使命であり目的であるとするならば、「顧客」とは誰かを明確にすることで、「事業」の目的も見えてくる。

これを「治療」に置き換えてみる。私は何のために糖尿病を治そうとしているのか。

「治療の目的は何なのか」

そう問いかけるドラッカー医師を前に、私は必死で考えた。

自分の糖尿病を治す私のチームの事業の目的は、顧客を満足させることとする。すなわち、自分の糖尿病が完治したことによって、家族を始めとする周囲の人々によかったねと喜んでもらうこと。そして自分もその気持ちに感謝できるそんな相手、これを糖尿病治療の「顧客」と考えてみてはどうだろう。

前出の池田医師も同じことを考えた。

「糖尿病患者にとって『顧客』とは、自分が糖尿病を克服できたことで、喜んでもらい、それに感謝できる相手。それは、家族、恋人、仲間、あるいは他人かもしれない。もし、感謝できる相手が身近にいなくとも、自分の糖尿病が治って生きているだけでも、丸もうけ。そう考えれば、有り難いと感謝する相手は何処《どこ》にでも転がっています」

大ベストセラーとなった『もしドラ』でも、東京の進学校「都立程久保高校」に通う主人公、川島みなみは二年生の夏休み直前、野球部のマネージャーになった。その時、マネージャーとは何だろうと思い、参考になる本を探しに書店へ行ったが、書店の店員から、昔からよく売れている本だとして、ドラッカーの『マネジメント［エッセンシャル版］』をすすめられた。読んでみると「人を管理する能力には、根本的な資質が必要である。真摯さである」という一節に惹かれ、自分でもできるのではないかと考えた。

そしてドラッカーの本から「我々の事業は何か」、「顧客は誰か」という問いを突きつけられた。そこで、仲間と話し合いながら出した答えは、親、教師、学校、東京都、都民、高校野球連盟、全国の高校野球ファン、部員、すなわち高校野球に携《たずさ》わる全ての人たちが顧客であり、その人たちに「感動を与えること」が我々の事業であり、その目的は「弱小チームでありながら甲子園に行くこと」であった。

私もそれにならって考えてみた。

「治療の目的」は、自分の家族、恋人、仲間、あるいは同じ悩みを持つ糖尿病患者、そしてその予備軍に、治らないと言われる糖尿病を治して、喜んでもらうこと。もしくは、糖尿病患者の場合は、自分にも治せるという希望を持たせること。また、糖尿病予備軍には糖尿病がそれ以上に悪化しないよう対策も打てるという安心感を与えることである。

すなわち、糖尿病治療における「顧客」とは、糖尿病が治ったことで自分が感謝できる、家族、恋人、仲間、同じ糖尿病患者とその予備軍であるとした。

現実の糖尿病治療でも、糖尿病患者は自分一人で悩み、孤独になりがちだった。

まず私も経験したように、専門医に検査数値の悪さを頭ごなしにどやしつけられ、自分のそれまでの生活習慣を反省させせられる。そして従来の糖尿病治療では「教育入院」を体験させられ、一日の摂取カロリー量を制限した食事を一日三食食べ、定期的な運動も課される。

その結果、一度は数値が改善して退院できるが、自宅では、家族と別メニューのヘルシーなカロリー制限料理しか食べることができない。しかも実生活では運動も入院中のようには定期的に行えず、以前の生活習慣に戻っていくのである。

そして再び、教育入院を繰り返す。治療を行っても一向によくならないために、糖尿病患者に家族もいら立ちを隠せなくなり、患者自身も糖尿病は治らないとふさぎ込む。糖尿病治療にはこうした苛酷な「現実」が横たわっている。

それに対して、私はドラッカー医師のアドバイスに従い、考えてみた。まず「糖尿病治療」を一つの「事業」としてはどうかと。

一度罹ったら治らぬ糖尿病

糖尿病治療を一つの「事業」と考えることは実は決して大げさなことではない。糖尿病は、現代の医学ではまだ、一度罹ったら治らぬ病気とされているからだ。そのため糖尿病患者は死ぬまで永続的にこの事業を継続しなければならない。

それをいかにして、悪化させないようコントロールしていけるか。その実行が糖尿病治療事業の目的である。

それを自覚させるのが、ドラッカー先生の問いであった。ここまではわかった。

事業の「顧客」は、自分の糖尿病が治ったら喜んでくれる家族、恋人、友人、仲間であり、糖尿病で悩む全国の患者、その予備軍である。更に、糖尿病大国と言われるアメリカやこれから糖尿病患者が激増すると見られる中国の糖尿病患者あたりもそのマーケットに入るかもしれない。

自分の糖尿病を治すことで「顧客」である周りの家族、恋人、友人、仲間に喜んでもらえる。この「事業目的」を繰り返し、自分自身に問いかけた。

現実には糖尿病は完治しないかもしれない病気である。

いったい、この「事業」は本当に実現できるのだろうか。これに対して、ドラッカー医師はこう言う。

「**知りながら害をなすな**」

「プロたるものは、医者、弁護士、マネジャーのいずれであろうと、顧客に対して、必ずよい結果をもたらすと約束することはできない。最善を尽くすことしかできない。しかし、知りながら害をなすことはしないとの約束はしなければならない。顧客となるものが、プロたるものは知りながら害をなすことはないと信じられなければならない。これを信じられなければ何も信じられない」（『マネジメント［エッセンシャル版］』）

第一章にも引用したプロフェッショナルとしての責任に言及した有名な一節だった。

糖尿病という病気は完治しないかもしれない。だが糖尿病患者は、患者としてのプロでなければならない。それゆえに、必ずよい結果をもたらすことを約束できないとわかっていても、最善を尽くさなければならない。

患者としてプロである以上、その治療の実現に当たっては、最善の努力を惜しまず、プロとして、入手できうる限りの情報を集め、それを治療に取り入れる。

決して医師まかせや、他人まかせの治療に安住するのではなく、患者のプロとして、最善の治療方法や最も効果的な治療法を探らねばならない。

決してよい結果をもたらさないかもしれなくとも、プロの患者としての最善の努力を続けよ。ドラッカー医師はこうアドバイスするのである。

そして「患者のプロ」としての最善の努力を死ぬまで続け、糖尿病を悪化させずにコントロールを維持する、これが自分が、社長、経営者である「(株) 糖尿病治療」の事業目的となった。

「顧客は何を買うか」

顧客や事業目的はわかった。ドラッカー医師の次の問いは「顧客は何を買うか」だった。

ドラッカーは言う。

「顧客は常に一種類ではない。顧客によって、期待や価値観は異なる。買うものも異なる」

(『マネジメント [エッセンシャル版]』)

自分が社長を務める「(株) 糖尿病治療」の顧客を、自分が糖尿病を治療することを喜んでくれる家族、恋人、友人、仲間、同じ悩みを持つ糖尿病患者とその予備群であるとすると、この「顧客」が買うものは確かに異なる。

まず「家族」にとっては「糖尿病を治して元気になった自分」だろう。しかしいつまでもそのままでは困る。やはり、以前のように、元気で働いて収入をもたらす自分でなくてはならない。

これがもし「恋人」の場合はどうなる。こちらもまず「健康」を取り戻すことと、「健康」になることを望むだろう。しかも結果、以前よりカッコよい自分にならなければ喜ばれない。糖尿病を治すだけでなく、ダイエットで体重を減らし、見違えるほど、カッコよくなることだ。

「友人」、「仲間」も元気を取り戻し、カッコよくなった自分に喜んでくれる。

そして、同じ悩みを持つ糖尿病患者やその予備軍は、なにより糖尿病治療に成功した体験談や最新情報およびノウハウが欲しいだろう。

ならば筆者の場合、ノンフィクション作家が職業だから、これを書籍や雑誌記事でより多くの読者に提供する。こうした努力も顧客のために行わねばならない。私はドラッカーの名言を参考にして、このように考えた。

その結果、糖尿病治療が単なる病気の治療にとどまらず、私の仕事に大きな変革を迫るものとなってきた。

ドラッカーは言う。

「新しい事業の開始の決定と同じように重要なこととして、企業の使命に合わなくなり、顧客に満足を与えなくなり、業績に貢献しなくなったものの体系的な廃棄がある」(同)

何を始めるかに加えて、事業(治療)を行う場合は、体系的な廃棄、すなわち何を捨てるかを考えなくてはならない。その際、

「それらのものは、今日も有効か、明日も有効か」(同)

あるいは、

「今日顧客に価値を与えているか、明日も顧客に価値を与えるか」(同)

を考えなければならない。

合っていないならば、それを廃棄するか、あるいはそれらに資源や努力を投ずることを中止しなければならないと、ドラッカーは書いている。

この一節を読んで、私は自身の従来の専門領域の見直しにも着手すべきだと考えた。

同時に、生活習慣の体系的な廃棄を行わねばならないと思った。私が健康を取り戻すことで、満足し、価値を求める家族や恋人、仲間という「顧客」に価値を与えなければならない。

その「顧客」が「価値」と感じないものをいつまで提供していても資源と時間の無駄遣いとなる。ならば「古い生活習慣」や「古い仕事のスタイル」を体系的に廃棄し、その結果「太ってしまった自分」も捨て、周囲の「顧客」に新しい価値を提供しようと考えた。すると、ますます自分の始める「糖尿病治療」という「事業」の目的が明確化してきた。

ドラッカーは言う。

「企業が自ら生み出していると考えるものが、重要なのではない。特に企業の将来や成功にとって重要ではない。顧客が買っていると考えるもの、価値を考えるものが重要である。それらのものが、事業が何であり、何を生み出すかを規定し、事業が成功するか否かを決定する」（『現代の経営』〈上〉）

これらのドラッカーの言葉から、自身が顧客に対して何を提供してきたのかを考えてみた。それまで食べたい食事を食べ、自分の気ままな時間に仕事をして、原稿の締め切り最優先の、ある意味、自分勝手な生活を送ってきた。家族から再三健康に気をつけるように注意されても、まずは仕事優先、と言いながら、結局は自分中心のライフスタイルを貫いてきた。

おそらく「顧客」である家族の「満足度」は最低レベルに近いものであったに違いない。

しかし、糖尿病に罹っていることが発覚して、初めてその偏りが自分にも見えてきた。

これこそがドラッカーの言う、

「企業が自ら生み出していると考えるものが、重要なのではない」

なのである。

つまり、一人よがりだったのだ。なのに私は、自分の生み出しているものが最高、最善と信じて疑わず、その生産を身体を酷使して続けてきた。その生活の偏りに、糖尿病に罹ってから初めて気づかされた。

自分にとっての「顧客」に本当に必要なもの、価値あるものを提供してこそ、初めて、糖尿病治療という「事業」の目的は達成され、「顧客満足」がもたらされるのである。

この「顧客満足」を実現するには、「事業」の目的にとって重要でないもの、効果のないものは体系的に捨てなければならない。

そうして、糖尿病治療という「事業」の目的を実現し、最大の「顧客満足」を達成する。

そのためには、顧客に本当に必要なもの、価値あるものを提供しなくてはならないと考えた。

まず、具体的なイメージとしては、診断した医師が驚くほどの悪い数値で、メタボ体型、しかもストレスが溜まりに溜まり、交感神経が張り詰めに張り詰めた状態からの脱出から始めることにした。標準体重とされるBMI値二二、すなわち体重を二〇キロ以上落とし、可能なら二五キロ落とすことで見違えるようなダイエットを行い、スマートな身体に生まれ変わることであった。

同時に糖尿病レベルの数値から脱し、高血圧、高脂血症、高カロリーと判定される数値も正常値に戻し、副作用の多い薬なしでこれを実現せねばならない。

果たしてそんな「事業」が可能だろうか。糖尿病が発見された当初は正直そう思った。糖尿病を自分にもたらした従来の悪しき生活習慣を本当に捨て去ることができるのかと考えた。

しかし、それを行わなければ、遠からず糖尿病は更に進行し、やがて失明、足の切断、心筋梗塞、脳梗塞などを発症するようになる。その前にインスリン注射を余儀なくされ、一日何度か人目を避けて、注射器を腕に打つ生活を余儀なくされる。その治療費負担も決してバカにはならない。

事実、生活の質が著しく損なわれた結果、仕事を失い、治療費が払えなくなって、糖尿病治療を続けることができなくなる患者も少なくない。

こうなれば、「顧客」である家族に満足をもたらすどころか大変な負担を生じさせてしまう。こうした危機感が私をドラッカーの経営哲学を応用したオリジナルな「糖尿病治療」に向かわせた。

それは、まさに企業経営と同じだった。私の医療関係の知人で、アンチエイジングに詳しい慶應義塾大学医学部教授の坪田一男氏が、私の糖尿病がよくなったと聞いた時、いみじくもこう言った。

「桐山さん、糖尿病に罹ったということは、あなたの身体の健康が一度〝破産〟したんですよ」

仲のよい坪田教授のこの言葉が、今更ながら、私に糖尿病という病気の恐ろしさを教えてくれた。

確かに糖尿病は、膵臓から血糖値を下げるインスリンというホルモンが出なくなったり、インスリン抵抗性と言って、インスリンの効きが悪くなることで起こる。その結果、高血糖状態が続き、血管内皮が損傷される。そして、膵臓、腎臓、肝臓と身体の内部器官が次々と故障し、最後にその負担が心臓に来て息絶える。

企業経営で言うなら、各生産部門が次々と赤字を生み出し、最後に企業全体が倒産すること全く同じではないか。事実、サイレント・キラーと呼ばれる糖尿病は、知らず知らずのうちに、身体の各分野をむしばみ、経営者である社長が気づいた時にはもう手遅れになっている。

その「治療」を、経営マネジメントの神様であり、「名医」であるドラッカーが、その言葉で教えてくれている。この叡智に私は委《ゆだ》ねた。

結果的にはこれが大成功だった。健康の永続的なマネジメントを考える上で、経営者の神様であるドラッカー医師に教えを請うたことはあながち的はずれな判断でもなかったのだ。

なぜならドラッカーの経営マネジメント理論は、経営者がその経営に行き詰まりを感じた時に繰り返し精読する経営のバイブルである。

これまで、何度もドラッカー・ブームが起こり、そのたびに彼の著作が多くの経営者に読まれ、経営の危機を救った。

経営に悩む経営者にドラッカーの名言は、不思議なひらめきと知恵をもたらす。それは、生活習慣病を克服する「健康マネジメント」にも驚くほど、応用できたのだ。

第三章　健康のイノベーションとマーケティング

イノベーションとマーケティング

初日のドラッカー医師の診察は、まず治療（事業）の目的を明確化させ、それを正しく知るには、「顧客」は誰かと考えさせてくれた。そしてその顧客が求める本当の価値を提供し、価値のないものを体系的に捨てること、すなわち、従来の生活習慣を意図して止めることが重要だと気づかせてくれた。

この問いで、私は自分の糖尿病治療の目的が、それを治すことだけでなく、周囲の家族や仲間、友人を喜ばせること、そして、再び以前のような元気な生活を取り戻すことで、彼らが求める本当の価値を提供するのが目的であると気づいた。その事業を達成することで、全国の糖尿病患者にも有益な情報や希望をもたらすことができればいい。そう考えたのである。

そこでメタボ体型と糖尿病をもたらした従来の「生活習慣」は捨て、限りある時間と資源を用いて、最も効果的な糖尿病治療を実行しようとも決意した。

では、どうすればそれが実現できるのだろう。

二回目の診察の際、ドラッカー医師はこんな言葉を私に投げかけた。

「企業の目的が顧客の創造であることから、企業には二つの基本的な機能が存在する。すなわち、マーケティングとイノベーションである」(『現代の経営』〈上〉)

これも健康管理に当てはめて考えてみた。

ドラッカーによれば、マーケティングとはまず事業全体を見るものであるという。マーケティングといえば、市場調査や狭い意味での顧客調査を指すと考えがちだが、ドラッカーによれば事業全体を見るものである。そして現在、顧客ではない全ての顧客を対象とし、その価値観、行動を探ることがマーケティングの意味である。

『もしドラ』の中でも、主人公のみなみはまずこのマーケティングを試み、入院中の親友、宮田夕紀の力を借り、野球部員一人一人に野球やチームに対する考え方の聞き取り調査を行った。

その結果、野球部員のみならず、その父母、学校、地域などがチームの「顧客」となり得るなど、様々なマーケティング上の「発見」があった。

ドラッカーによればマーケティングを行うことで「顧客」が誰かがわかる。何のために「事業」を行うかが明確になり、顧客を満足させるために「目標」の設定が行われるという。

そこで私は、生活習慣病に関するマーケティングを試みた。

夏の間、自宅で療養を余儀なくされた時間を有効活用して、『もしドラ』で入院中の宮田夕紀のごとく、電話や友人の編集者へのメール、関連雑誌や書籍の読書を利用した自宅マーケティングを行った。

まず糖尿病とはどんな病気かを知ることから始めた。そして糖尿病と生活習慣との関連などを扱った書籍をコンパクトな新書を中心にネットで調べ、次々読破していった。

例えば、日本糖尿病学会糖尿病専門医で大阪府内科医会会長の福田正博氏の書いた『専門医が教える糖尿病ウォーキング』(扶桑社新書)、医学博士の岡本卓氏による『インスリン注射も食事制限もいらない 糖尿病最新療法』(角川SSC新書)などである。

こうした生活習慣病、糖尿病関連の本はたくさん出ている。だが、私はマーケティングの観点から、学界の権威による医学的な専門書よりも、糖尿病治療の現状や問題点、最新治療情報が多く執筆されていそうなものを選んだ。それには新書スタイルがよい。一つのテーマについてある程度深掘りされていて、しかも最新動向がタイムリーに把握できるからである。

同時に、「健康」について突っ込んで特集されている最新の雑誌類も取り寄せ、これを精読してみた。

最新の雑誌記事のよいところは、患者である作家や治療している医師がその体験をもとに具体的な問題点を語っているところである。

初期のマーケティングの参考になったのは「文藝春秋ＳＰＥＣＩＡＬ」の二〇一〇年冬号「こころとからだの処方箋　健康への道」だった。

実は私自身、偶然にもアルツハイマー治療の最新記事を寄稿していた。糖尿病と判明した後、まずこの雑誌を書棚から取り出して読み返してみた。

その結果、糖尿病という病気はやはり治療が困難であること、しかも、カロリー制限を中心とした食事療法と毎日の運動療法などでしか改善できないことがわかった。

しかしそんな中でも、最新の治療法が明らかにされていた。

例えば、福田医師の「糖尿病ウォーキング」では、従来常識とされてきた「二〇分以上歩かなければ効果がない」というのはウソであること。すなわち「五分ずつの細切れウォーキング」でも効果があり、特に「朝食後のウォーキング」が血糖値改善には最適であるという。

岡本医師の著書でも「食事より運動」が健康長寿になるとされ、血糖値の厳格なコントロールにこだわり過ぎることの危険性やカロリー制限なしの低炭水化物食で減量すべきという最新治療の方向性が紹介されていた。

糖尿病治療の初期、私は現在住んでいる軽井沢の糖尿病治療専門医のところで検査と治療を受けた。その際、待合室に置いてある「生活習慣病」や「糖尿病」関連の治療の手引きやパンフレット類ももらって、目を通してみた。

だが、正直、読むだけで恐ろしくなるような内容だった。少しも患者に希望を与えてくれない。残るのは絶望だけである。また、病院で配布される多くのパンフレット類は、学界の主流派の常識論によって書かれており、最新の研究動向は全くわからなかった。糖尿病は治らない病気だが、とにかく医師の言うことを素直に聞いて、毎日努力しましょうというのが現在の糖尿病治療の結論であるように思えた。

「明日のために昨日を捨てる」

私にはこうした従来の糖尿病治療自体が、「生活習慣病」であるかのように感じた。なぜなら、効果が少しも上がらぬ上にそれをなんの疑いもなく続け、治療結果が出ていないことも患者の怠慢のせいにしている。

日本の糖尿病治療が真に活性化し、進歩しているなら、最新の治療法や糖尿病に関する新しい概念やアプローチ、研究結果が次々と発表され、それに対して活発な議論が行われていなければならないはずだ。

それが素人でもわかるほど行われていないということは、糖尿病治療が一向に進歩していないということになるのではないか。

こうした状態なら、医師の側から生活習慣病に罹った患者を批判する資格はない。なんのことはない。日本の糖尿病治療が「生活習慣病」化しているのである。

私は糖尿病専門医ではないので、治療方法に対して、既存の学界と闘うつもりなど毛頭ない。

ただ「患者のプロ」として、糖尿病に関する最新のしかも、最も効果の上がる治療法を発見し、それを実行して、極めて短期間のうちに糖尿病とオサラバしたいのである。

日本の糖尿病治療の怠慢につき合っている余裕はないのだ。

糖尿病に関するマーケティングを行い、新書類や雑誌特集によって調べるだけで、こんなゆがんだ「全体構造」が見えてきた。

これは、糖尿病になりそうな予備軍や、すでに糖尿病に罹って治療中の患者にとっても大変重要なマーケティングとなる。すなわち、糖尿病は現在の治療では一度罹ったら最後、医者では治せない。ということは、患者自身が自分の努力で食生活を改善し、定期的な運動を行うなど、自分の力で自分の身体に合った治療方法を発見し、それを実行して改善するしかないのだ。

ドラッカーは言う。

「**明日のために昨日を捨てる**」

すなわち、自分自身でも過去の生活習慣を捨てる努力を行うとともに、結局は治せない過去の糖尿病治療と訣別して、自分で治療の戦略プログラムを立て、それを実行する。これが重要なのだ。もちろん、治療結果は検査機関で検査してもらわなければならない。こちらは病院で定期的に調べてもらうが、治療方法は自分で選ぶ。つまり、自分で治さない限り、糖尿病は誰も治してくれないし、治す方法もわかっていない。

これが私が、糖尿病へのマーケティングで得た結論である。

しかし、ドラッカーは言う。

「**マーケティングだけでは企業としての成功はない**」

そこで次に必要なのが「マーケティング」と並ぶ企業経営の二本柱、「イノベーション」

だった。

イノベーションに関しては、ドラッカー自身が『マネジメント［エッセンシャル版］』の中で一節を独立させて扱っていることからもその重要性がわかる。

イノベーションとはなにか。

ドラッカーは同書の中で、イノベーションの目標について触れ、

「『われわれの事業は何であるべきか』との問いに対する答えを具体的な行動に移すためのものである」

と書いている。

また、**「イノベーションのできない組織は、たとえいま確立された地位を誇っていても、やがて衰退し、消滅すべく運命づけられる」**と言う。まさしく、これは自分の肉体や健康のことも言われているようである。

そしてドラッカーは、イノベーションとは、

「科学や技術そのものではなく価値である」

と言っている。

また、**「組織のなかではなく、組織の外にもたらす変化である。イノベーションの尺度**

は、外の世界への影響である。したがって、イノベーションは常に市場に焦点を合わせなければならない」と言う。

これを糖尿病治療に応用してみると、どうなるか。

ドラッカーは、それを医薬品メーカーの新薬にたとえ、次のように説明している。優れたイノベーションを行う医薬品メーカーというのは、新薬を生み出す際、研究ではなく、医療の視点から行う。すなわち医者の研究材料として新薬を開発するのではなく、病気を治してもらいたいという顧客のニーズから出発する。こうした市場志向の企業が、医療そのものを変える新薬を生み出すことができる。

ドラッカーは更に市場ではなく、製品に焦点を合わせたイノベーションは、新奇な技術は生むかもしれないが、成果は失望すべきものとなると書いている。

つまり、優れたイノベーションは、決して研究者のために供されるのではない。医療の視点、すなわち患者の視点から見て、効果をもたらし、治療実績を上げるために行われる。それによってもたらされるイノベーションこそ医療そのものを変えることができるのだと、ドラッカーは言う。

「科学や技術そのものではなく価値である」

そして、

「組織の外にもたらす変化」

でもあるとする。

イノベーションとは、専門医の言う狭い組織ではなく、その外に変化をもたらすものだ。それによって既存の糖尿病治療そのものを外から抜本的に変えていくのだ。

「糖質制限食」はイノベーション

このイノベーションを行うために、まず重要なことは「目標を高く設定すること」だ。ドラッカーは言う。

イノベーションの成功率はせいぜい一〇%。これに対して、従来の常識の範囲内で改善すべき、新製品の追加、製品ラインの高度化、市場の拡大などは実行すれば五〇%の成功率は期待できる。

ところが従来の常識の範囲内での研究では、治療そのものを抜本的に変え、組織を再生することはできないと。

私は糖尿病患者としてこのくだりを読み、従来の常識の範囲内の「改善」は、医者の選ぶ薬を飲み、決められた運動などを実行することだと思った。

これなら、五〇％の成功率は期待でき、高血糖や高血圧も一時的に改善できる。

ところが、肝心の生活習慣と体質改善は、なにも実行できていないから、薬を飲まなければ数値は悪くなる。

従来の治療では、そこでより強い新しい薬を飲ませる。もしくはインスリン注射を行わなくてはならなくなる。

実はこうなると更に糖尿病は治りにくくなるのだ。なぜならインスリンを打てば、普段と同じ生活習慣をしていても問題ないので、それでよしとして従来の生活を続けてしまうからである。

しかし、インスリン注射により糖尿病が治療されたと錯覚している患者も多い。実はインスリン注射なしではいられない身体になっただけなのである。

企業でいえば、外部コンサルタントをつけて、その言われるままに高額の費用を払って、効率化やリストラを進めるようなものだ。

その結果、経営者自身の危機に際しての判断力、決断力が身につかない。いつまでも経営コンサルタントに頼らざるを得なくなる。

企業の経営者がしっかりしていれば、経営コンサルタントなどいらない。せいぜいが時々、財務諸表を見てもらい、気づかぬ問題点をチェックしてもらえばいいだけである。

糖尿病患者も、医師に言われるままにしていると一時的な改善はできても、根本的な治療はできない。やはり、患者自身が自らの肉体の社長となって生活習慣を変え、糖尿病という難局をリーダーシップを取って乗り切らねばならないのだ。

そのためのイノベーションも、自分で決断し自分で導入する必要がある。ドラッカーによれば、その成功の確率はせいぜい一〇％とされるが、イノベーションは目標を高く設定し、一つの成功で九つの失敗の埋め合わせをすることなのだ。

そこで私も糖尿病治療の「目標」を極めて高く設定してみることにした。

それが、

「二、三ヵ月という短期間での糖尿病からの脱出」

である。

「改善」というのではなく「脱出」である。それも二、三ヵ月以内という短期間にという高い目標だった。

先に述べたように、従来の糖尿病治療は長い人で二〇年、三〇年続ける。それでいて、決して改善しない。せいぜいが「現状維持」がいいところだ。その結果、従来の生活習慣を復活させ、その数値すら維持できなくなってしまう。実は、この繰り返しが従来の「糖尿病治療」だった。

これに対し、私は「二、三ヵ月で、糖尿病から脱出する」を目標に掲げた。

『もしドラ』の設定を借りるのではないが、それは進学校の都立程久保高校が甲子園に出場するような「極めて高い夢」だった。しかし私は、その「夢」を実現してみようと思った。ドラッカーによれば、目標は高いほうがいいからだ。それには、イノベーションが必要だ。

そのイノベーションを糖尿病治療において、どう実現すればいいのか。

ここでもドラッカーの言葉が大変役立った。

ドラッカーはイノベーションを行う際、次の三つの問いを発するべきだと『マネジメント［エッセンシャル版］』の中で書いている。

すなわち、

「**これは正しい機会か**」

「この段階において、注ぎこむことのできる最大限の優れた人材と資源はどれだけあるか」

「手を引くべきか。どのように手を引くか」

という有名な三つの「問い」である。

私は、糖尿病治療における真のイノベーションを実現すべく、自分自身にこの「三つの問い」を問いかけてみた。


「これは正しい機会か」

私の身体は糖尿病が発見され、合併症も引き起こしている。このまま悪化させたのでは、インスリン注射等も打たざるを得なくなる。糖尿病が発覚したことをむしろ「好機」と考え、自分が治療を決意した今こそ、糖尿病治療におけるイノベーションを行う「正しい機会」であると考えた。


「注ぎこむことのできる最大限の優れた人材と資源はどれだけあるか」

正直いって人材も資源もなかった。糖尿病についての資料を読み始めた当初は、その著者である医師らを取材を兼ねて訪ねようと思った。だが、それにも費用がかかる。人材といえば、日々一緒に仕事をしている編集者たちから情報を聞くことしかない。そして親しくしているアンチエイジング専門の医師に情報を尋ねることぐらいだった。

しかし、資源といえば、物書きゆえに自分の自由になる時間がある。ならばそれを活用し、短期間で集中してイノベーションに専念してはと考えた。そして最後の第三の問いである。

「手を引くべきか。どのように手を引くか」

このドラッカーの「問い」を読んだ時、私は自分がなにかを足さなければ、イノベーションというのは行えないと思い込んでいたことに気づいた。

「手を引く」、すなわち、なにかをやめれば、資源がなくともイノベーションは可能となるとドラッカー医師は示唆《しさ》してくれている。彼は言う。

「イノベーションの戦略は、既存のものはすべて陳腐化すると仮定する。（中略）イノベーションの戦略の一歩は、古いもの、死につつあるもの、陳腐化したものを計画的かつ体系的に捨てることである。イノベーションを行う組織は、昨日を守るために時間と資源を使わない。昨日を捨ててこそ、資源、特に人材という貴重な資源を新しいもののために解放できる」（『マネジメント［エッセンシャル版］』）

古いもの、陳腐化したものを、計画的、かつ体系的に捨てれば、イノベーションが実行できるとドラッカーは言う。ならば、糖尿病治療のために、どのような「昨日」を捨てればいいのか。

その時にひらめいたのが、一年半続けることになった「糖質制限食」という新しい食事療法であった。

三ヵ月で血糖値半減

「糖質制限食」とは、文字通り「糖質」を摂らない食事療法のことである。

炭水化物、特に白飯、麺類、いも類を食べるのをやめ、日本酒やビールといった醸造酒もダメ。その代わり肉、魚、卵、チーズなどはいくら摂ってもいいし、糖質を含まない蒸留酒のウイスキーやいも焼酎、糖質の少ない赤ワインなども少量なら可という「糖質」を捨てた食事療法だ。

これを知ったのは、「文藝春秋ＳＰＥＣＩＡＬ」誌の二〇一〇年冬号に出ていた作家・宮本輝氏の「血糖値を下げる奇跡の食事法」という記事からである。宮本氏はこの中で一年半以上前から友人の推理作家のすすめで、この糖質制限食を行ったという。そして、実行して四日目から効果が出た。そして、一ヵ月後には、一四八あった空腹時血糖値が一二三に、糖尿病の治療ガイドラインであるＨｂＡ１ｃが七・八から五・八に、中性脂肪も二六九あったものが一四八に改善されたという。

善玉コレステロールも増え、悪玉コレステロールは逆に減って、尿酸値も下がった。

六〇代に入った宮本氏は、四〇代初めから糖尿病と診断されていた。そこで医者に言われた低カロリーの食事療法を心がけ、数値をコントロールしてきた。しかし、六〇代に入ってから再び悪化し始めた。それでこの「糖質制限食」を始めたという。すると、劇的に数値がよくなり、今までの糖尿病治療とはいったい何だろうと思わざるを得ないほどの効果が短期間で現れたのである。

糖質制限食を始めてちょうど一年半後の検査では、空腹時血糖値が一〇六、ＨｂＡ１ｃが五・〇、中性脂肪も五九まで減少したそうである。

「糖質」を摂るという古い生活習慣を計画的かつ体系的に捨てる。まさにこれこそ糖尿病治療のイノベーションではないかと私は思った。

なぜ、「糖質」を捨てると糖尿病が改善するのか。それは人間の「三大栄養素」のうち

「糖質」のみが血糖値を上昇させるためである。他のタンパク質や脂質は摂っても血糖値を上げることはない。

「血糖値」は、血液中のブドウ糖（グルコース）の濃度を示し、私たち人間が食べ物を摂り、消化、吸収すると、糖質が一〇〇パーセント血糖に変化する。このため、食後、血糖値が大幅に上昇してしまう。

すると、膵臓からインスリンが追加分泌されて、血糖値を下げようとする。インスリンには、この追加分泌の他、常に少量膵臓から出ている基礎分泌があるが、糖質を摂った場合に追加で出る追加分泌は基礎分泌の数倍から約三〇倍と言われている。

食事によって血液中に入ったブドウ糖（グルコース）は、グリコーゲンとして肝臓や筋肉に蓄えられる他、エネルギー源として筋肉で消費される。これがかつてのように日常の暮らしで身体を動かしていた頃は、十分に消費できた。ところが運動せずに余るとインスリンによって中性脂肪に変えられ、脂肪組織として蓄えられるようになった。

とりわけ、インスリンが大量に分泌されると中性脂肪の脂肪組織への取り込みが促進される。こうして、インスリンが単に血糖値を下げるために働くのではなく、まさに「肥満ホルモン」として作用することになってしまうのである。

「糖質制限食」の提唱者である京都・(財)高雄病院理事長の江部《えべ》康二《こうじ》医師が、この食事療法の効果として挙げているのは以下の点である。

・食事で糖質を摂らなければ血糖値の急激な上昇がなくなり、肥満ホルモンであるインスリンの追加分泌が抑えられる。

・「糖質」を摂らなければ消化吸収によるブドウ糖の摂取が少なくなる。そして肝臓による糖新生が行われ、そのために大きなエネルギーを必要とし、カロリー消費が大きくなる。結果として、カロリー制限以上のダイエット効果をもたらす。
「糖新生」というのは、肝臓においてタンパク質の代謝産物であるアミノ酸や中性脂肪の代謝産物であるグリセロール、ブドウ糖の代謝産物の乳酸からブドウ糖をつくり出す働きのこと。食事で糖質を制限しても、肝臓でこうした働きが行われることで、ブドウ糖は確保できるのである。

・「糖質制限食」でブドウ糖の摂取が少なくなれば身体は体脂肪を常に燃焼させるようにな

る。そのため、メタボリック症候群は大幅に改善される。

・肝臓で脂肪酸が分解される場合、ケトン体（アセトン、アセト酢酸、β－ヒドロキシ酪酸の総称）が増加して血液中に送り出され、余剰分は呼気中や尿中に排出される。この際、大きなエネルギーを必要とするため、ダイエット効果は更に進んで行く。

逆に「糖質」を摂れば、以上の四点のアドバンテージが全て失われる。すなわち、血糖値が急激に上昇し、インスリンが大量に追加分泌され余剰分が中性脂肪として蓄積され、インスリンが肥満ホルモンとして働いてしまう。だから太る。まさに以前の私がこの状態であった。

「糖尿病値」からの脱出

「糖質制限食」は「糖質」を摂ることで起きるこうした「悪循環」を断ち切る。

そのため、基本的に主食であるご飯やパン、麺類などを抜いて、おかずである肉、卵、魚、大豆、豆腐、チーズといったタンパク質や脂質を主成分とする食品を摂る。これが「糖質制限食」療法である。

一食の糖質量は約二〇グラム。一日五〇～六〇グラムを念頭に、二食ないし、三食の食事を摂る。これが江部医師がすすめ、糖尿病患者となった本人も実行している「糖質制限食」療法である。

宮本輝氏もこれを行って糖尿病治療に成功し、江部医師と二人で『我ら糖尿人、元気なのには理由がある。――現代病を治す糖質制限食』（東洋経済新報社）という対談本も出版している。

さっそく、私もこの「糖質制限食」を始めてみた。

一日三食パーフェクトに糖質制限を始めて一週間目のことだった。まさに身体の中で、脂肪を燃やす本来の脂質代謝のスイッチが入った感じがし、寝ている間でも脂質が燃えていることが実感できた。

同時に、それまであまり行われていなかった脂質代謝が活動を始めた。糖代謝も休めて、身体全体の代謝のバランスがよくなったような気がした。

これにより肌などは、まさしく殻をむいた茹《ゆ》で卵のようにツルツル、スベスベになるし、シモヤケのようになっていた足先も少しずつ感覚が戻ってきた。

検査数値も驚くほど下がり、約一ヵ月で体重は一七キロ減、三ヵ月で二〇キロ減となり、ウエスト二〇センチ減。血糖値も一ヵ月で二二五から一二三に。HbA1cは九・三から八・五に。半年後には五・〇に下がってしまった。

糖質制限食を行う場合に、最も重要なのは「糖質」という言葉の意味である。まず、その概念を整理しておこう。

現在、街に出回っている食品の中には「糖質ゼロ」という表記の他に、「糖類ゼロ」、「無糖」、「シュガーレス」といった言葉もある。「糖質」と「糖類」はいったいどのような違いがあるのか、素人にとってはなんともわかりにくい部分も多い。

健康増進法による栄養表示基準では、食品から摂る栄養素のうち、タンパク質、脂質、灰分（ミネラル分）のいずれにも分類されないものを「炭水化物」と呼んでいる。

この炭水化物から食物繊維を除いたものが「糖質」である。

「糖質」は、以下の五種類に分類される。

・単糖類（ブドウ糖、果糖、ガラクトースなど）
・二糖類（ショ糖、乳糖、麦芽糖など）

・多糖類（でんぷん、オリゴ糖、デキストリンなど）
・糖アルコール（エリスリトール、キシリトール、マルチトールなど）
・合成甘味料（アスパルテーム、アセスルファムカリウム、スクラロース、サッカリン、ネオテーム）

一方、「糖類」と表示する場合は、

・単糖類（ブドウ糖、果糖など）
・二糖類（ショ糖、乳糖、麦芽糖など）

の二種類に分けられる。

「糖質ゼロ」と表示した場合、栄養表示基準では、食品一〇〇グラム（飲料の場合は一〇〇ミリリットル）当たりの糖質の含有量が〇・五グラム未満であることが条件となる。

また「糖類ゼロ」と表示される場合も、食品一〇〇グラム（飲料の場合、一〇〇ミリリットル）当たり、糖類の含有量が〇・五グラム未満であることが求められる。

一見、同じ内容に思えるが、糖質の場合、多糖類や糖アルコール、合成甘味料を含んでいるから、「糖類ゼロ」が「糖質ゼロ」とは言えない。「糖類ゼロ」は、「無糖」や「ノンシュガー」とも表示される場合もあるが、「糖質制限食」を行う際は、あくまで「糖類ゼロ」ではなく、「糖質ゼロ」にこだわる。

というのも、糖アルコールのうち、エリスリトール以外は血糖値を上昇させるからである。

しかも、厳密に言えば「ゼロ」と表示しても、糖質も糖類も〇・〇グラムではなく、〇・四九グラムもあり得る。ということは、「糖質ゼロ」、「糖類ゼロ」といっても、糖質や糖類はある程度、摂取しているということである。

すなわち、最も厳密な「糖質ゼロ」といっても、最大〇・四九グラムまでは既存の食品から摂取せざるを得ないのだ。つまり、「糖質制限食」といっても、現実には食品から糖質を摂取していることがわかる。従って完全に「糖質」をカットした食事などそもそも現実にはあり得ない。このことをまずご理解いただきたい。

「糖質オフ」とか「低糖類」、「糖類ひかえめ」という表示になると、食品一〇〇グラム（飲料の場合は一〇〇ミリリットル）当たりの含有量が、食品では五グラム以下、飲料では二・

五グラム以下となる。

また「砂糖不使用」という表示も、砂糖を含んでいないという意味ではない。食品加工の段階で砂糖を使っていないことを表し、使用する食品に本来、ショ糖などが含まれていることが少なくない。このようにわが国の曖昧な食品名に惑わされず、成分表示で「糖質」や「砂糖」の含有量を確かめることが大切だ。

ちなみに「砂糖」とは、二種類のショ糖に寒天糖を少量加えたものを指している。

「糖質制限食」ではこうして「糖質」を計画的、かつ体系的に捨てる。これはまさに私にとっては「糖尿病治療」のイノベーションとなるものだった。

これを実行した私は、当初の目標通り、ほぼ二、三ヵ月で糖尿病レベルの数値を脱し、しかもそれを一年半後の現在も変わらずにキープできている。

古いもの、死につつあるもの、陳腐化したものを捨てることにより、ドラッカー医師の言う、現在の治療の外にある「糖質制限食」という「イノベーション」を私は着実に実行できたのだ。

第四章　糖尿病治療の優先順位とは

「糖尿病先進国」では認可

「イノベーション」としての糖質制限食が驚くほどの効果を上げた。そこで私は、この糖質制限食が糖尿病患者にどのように行われているか、糖尿病専門医や医療関係者を中心に詳しいマーケティングを行った。

その結果、日本では日本糖尿病学会の治療ガイドラインにこの治療について触れられていないため、一部の糖尿病専門医しかこの「糖質制限食」を採用していないことがわかった。しかもその数も全国で三〇件に満たない。

しかし、糖尿病先進国アメリカでは、すでにこの「糖質制限食」が一般化している。

アメリカの糖尿病治療のガイドラインでは、現在、次の四つの選択肢から、その治療法を選択できるようになっている。

・従来のカロリー制限食（糖質六〇％、日本糖尿病学会推奨の糖尿病食と同じ）
・糖質管理食（ローカーボ・コントロール。患者ごとの必要糖質摂取量を計算して守らせる。インスリン注射の量などを決める時に役立つ）

・地中海食（オリーブオイルをたっぷり使用した魚介類中心の食事で脂質が多い）
・低糖質食（糖質制限食。後出のバーンスタイン医師のように、糖質を総摂取カロリーの一〇％以下に制限すべしとする厳しいものから、総摂取カロリーの四〇％程度まで認めるゆるいものまで大きな幅がある）

全米最大の糖尿病患者会は、このうち最もゆるい糖質管理食を支持する。一方で、糖尿病専門医は従来からの「カロリー制限」を推奨している。

すなわちアメリカではカロリー制限が糖尿病治療には最もふさわしいものとしつつも、患者にとって行いやすい「糖質管理食」療法も効果があると認めているのである。

アメリカでは、以前から糖質の研究も盛んで、「アメリカの糖尿病学の父」と呼ばれる、ジョスリン博士の著書『ジョスリン糖尿病学』の初版が発行された一九一六年当時の糖尿病治療食では、炭水化物が二〇％を標準としている。三大栄養素の中で食後血糖値を上昇させるのは主として「糖質」であることもこの時点ですでに認識されている。

ところが一九二一年にインスリンが初めて抽出されると、インスリンを注射しておけば糖質を摂取しても血糖値が上昇しないことがわかった。しかし、この結果糖質制限の気運は高まり糖尿病治療時におけるアメリカ人の糖質摂取量は逆に増えていった。

ＡＤＡ（米国糖尿病学会）の糖尿病治療ガイドラインが初めて設定されたのが、一九五〇年。当時は炭水化物摂取量四〇％を推奨していた。

ところが一九七一年には同四五％、一九八六年には六〇％と増加していく。こうした「糖質過多傾向」に歯止めをかけるきっかけとなったのが、一九七〇年代初頭に出版された『アトキンス博士のダイエット革命』、いわゆる「アトキンス・ダイエット」だった。

更に、一九九七年にアメリカの権威ある糖尿病研究者であるバーンスタイン博士が、糖質摂取を、朝六グラム、昼一二グラム、夕一二グラム、総摂取カロリーの一〇％以下に糖質を制限するべきだという論文を発表した。このことで再び糖質への関心が高まってきた。一九九七年版のＡＤＡ患者用テキストブックでは「血糖値を上昇させるのは糖質だけで、タンパク質、脂質は上昇させない」と従来の表現を変えることになった。

またＡＤＡの二〇〇八年版栄養勧告でも、「糖質のモニタリングは血糖管理の鍵となる」との推奨が行われ、「減量が望まれる糖尿病患者には低カロリー食、もしくは低炭水化物食によるダイエットが推奨される」という低糖質食を一定支持する見解が初めて出されるようになった。

このようにアメリカでは糖尿病に対する考え方が時代とともに変化している。そして、糖尿病患者によって治療方法の選択が可能なのだ。

ところが、日本糖尿病学会のガイドライン（二〇一〇年）では、糖質制限食はおろか、糖質管理食でさえも一言も触れられていない。カロリー制限食のみを認められる唯一の糖尿病治療法として、厳格に守っているのである。

わかりやすく言えば、日本では日本糖尿病学会で認定された「カロリー制限食」と運動療法が唯一の糖尿病治療法で、それ以外の選択は許されていないのだ。

その結果、糖尿病患者の大半は、従来の「カロリー制限食」と運動療法を行い、現在もそれを継続されている。これはまさに大変な努力であり、私も敬服する。

しかし、その厳しさから脱落した患者は、本人の怠慢ということで、糖尿病専門医から叱《しっ》責《せき》を受け、糖尿病が治らぬ責任を患者自身に押しつけられる。

こうした従来の糖尿病治療に対し、「糖質制限食」は糖質さえ制限すれば、肉も魚も卵もお腹いっぱい食べることができ、カロリー制限食療法における空腹感を解消してくれる。すなわち、患者が続けやすく、その結果、効果があがるのだ。

ドラッカーは言う。

「顧客のニーズから出発することこそ、明日の科学、知識、技術の姿を明確にし、発明発見のための体系的な活動を組織するうえで、もっとも直截《ちょくせつ》な道となる」(『マネジメント［エッセンシャル版］』)

まさに「お腹いっぱい食べたい」は、糖尿病患者のニーズであり、糖質制限食は、そのニーズを満たす。ただ糖質だけを制限すればよい。糖質を摂らないことを不安視する医師も多いが、自然界の食品にはそもそも糖質が含まれているから、糖質ゼロになどできないのだ。

日本の糖尿病治療には問題がある。だが、いずれにしろ私がまず「糖質制限食」からいきなり始めたのは、ダイエット効果のある糖質制限から始めることが糖尿病治療を「優先順位」の観点から見た場合、最も適切だと考えたからである。

「まず時間からスタートせよ」

ドラッカーは「成果」を上げるには「まず時間からスタートせよ」(『経営者の条件』)と言っている。

「私の見るところでは、成果を上げる者は、仕事からスタートしない。時間からスタートす

る。計画からもスタートしない。何に時間がとられているかを明らかにすることからスタートする」（同）

目標を達成するという成果を上げるには、時間を奪おうとする非生産的な要求を退けることが重要であるとも、ドラッカーは言う。

私には、糖質制限食療法が日本の糖尿病学会で認知されるまで待つ時間はなかった。なにしろ二、三ヵ月の間にイノベーションでめざましい成果を出し、糖尿病の数値から脱出することが私の目的だからだ。

これを目標に、自分でイノベーションの実行を決め、成果を出す。もし想定していたような成果が出なかったら、自分が自己責任を取り、従来の糖尿病治療に切り替えればいい。もし、成果が出たら、効果があるものとして、それを継続する。ドラッカー流の治療方法とはあくまで現実の成果を検査数値で出すことが重要なのだ。

成果を出すために無駄な時間を費やさないというこのマネジメントを実行するにあたり、私は「糖質制限食」が持つ、短期間のダイエット効果にまず注目した。

「糖質制限食」療法が、糖尿病を根本的に治す治療法かどうかは試してみないとわからない。しかし、体験者の様々な体験談をもとに糖質制限食による短期でのダイエット効果は確実に認められると判断した。

そのダイエット効果をまず最優先し、糖質を徹底カットして極めて短期間で成果を出す。これが時間からスタートする私のマネジメントだった。

従来のダイエット法は、順序が逆である。まず食事を制限する以前に、太った身体のままでまずジョギングやウォーキングなどの無理な運動を行わせる。その結果、フーフー言いながら無理矢理走ったり、長距離を歩き続けて身体に負担がかかり、その辛さから三日坊主に終わってしまっていた。

あるいは、無理な運動で膝や腰などに障害が出ることもあった。なにより、太った身体で無理に運動するため、よほどの強い意志でもない限り大抵は挫折するか、挫折のストレスの解消を食事に求めてリバウンドしてしまうのだ。

後に残るのは「挫折感」のみだ。

これに対して最初に糖質制限食を行うことにより、急激に、しかも確実に減量する。しかる後にウォーキングなどの運動療法を少しずつ取り入れる。この結果、身体が軽くなって負担が少なくなり、膝や腰も痛めずに続けることができる。

実際に糖質制限食療法を行ってみると、糖質のみ制限するだけだから、糖質の少ない肉、魚、卵、チーズ、葉物野菜、豆腐などは腹いっぱい食べても問題ないため、カロリー制限食のように空腹感に悩まされることはほとんどない。

肉、魚、卵、チーズなどをたくさん食べてもガンガン摂っても痩せるのは、糖質を摂らないことにより、四つのアドバンテージを得られるためである。逆に、糖質を摂ると、四つのアドバンテージが全て失われて肥満となる。肥満になった結果、運動するのが面倒になって更に太るという、メタボリック・シンドローム一直線の悪循環が始まるのだ。

私はドラッカーの言う「まず時間からスタートせよ」を念頭に置き、まず糖質制限食を始めて短期間で減量した。次に糖尿病治療薬を飲まずに検査数値を正常にキープし、その成果を見て、ウォーキングなどの運動療法を順次取り入れていくという「優先順位」を明確化させたダイエット戦略を立案してみた。

この「糖質制限食」という糖尿病のイノベーションを「変化」を起こす要因として受け入れにくい患者たちもたくさんいるだろう。

そういった方々は、糖質制限食を無理に実践する必要はないと思う。

彼（彼女）らの多くは糖質制限食と聞いて、「白飯などの炭水化物を食べないなんて食事する楽しみがない」とか「日本人である以上、ご飯を主食にするのは当然」と言う。私もそういった声をたくさん聞かされてきた。
こういう人々に対して、ドラッカーも言う。
「実は、変化に対する抵抗を云々しているかぎり、解決は不可能である。そのような抵抗は存在しないとか、問題でないというわけではない。抵抗に焦点を合わせることは、問題を扱いにくくするだけだということである」（『マネジメント［エッセンシャル版］』）
この「変化」に対する「抵抗」に焦点を合わせるなというアドバイスは、糖尿病治療という小さな課題の解決のみならず、対立があると全ての問題を先送りして考える現在の日本社会全てに共通する問題点と言える。変えることを議論するのではなく、まず変わることが大事なのである。しかも、決めた時間内に素早く確実に。
「重要なことは、変化が例外でなく規範であり、脅威でなく機会であるという真に革新的な風土の醸成として、問題を定義することである」（同）
ともドラッカーは言う。
自分が自身の肉体の健康マネジメントを行うなら、ドラッカー医師の言うように「明日のために昨日を捨てる」覚悟が、そのリーダーとして必要なのである。そして、それを姿勢や行動で表す。イノベーションとは姿勢であり、行動である。特にトップマネジメントの姿勢にして行動なのだ。

「糖質制限食」に対する反対派の「抵抗」の声に関しては、ドラッカー医師はこうも語る。

「マネジメントの行う意思決定は、全会一致によってなされるようなものではない。対立する見解が衝突し、異なる見解が対話し、いくつかの判断のなかから選択が行われて初めて行うことができる」（『マネジメント［エッセンシャル版］』）

対立する意見がある問題こそ、あえてドラッカーは選ぶのだ。糖尿病治療における糖質制限はまさに、この意味でイノベーションをもたらした。

また「問題は、明日何をなすべきかではない。不確実な明日のために今日何をなすべきか」（同）とドラッカーは説く。

「優先順位を決める原則」

ドラッカーは、優先順位を決める際、いくつかの重要な原則について次の様に指摘している。

「過去ではなく未来を選ぶ」

「問題ではなく機会に焦点を合わせる」
「横並びではなく独自性を持つ」
「無難で容易なものではなく、変革をもたらすものを選ぶ」

『経営者の条件』に記された、この有名な「優先順位を決める原則」には、ドラッカーの社会変革への強いメッセージを感じ取ることができる。

私はこれを糖尿病治療と「糖質制限食」に当てはめてみた。

・「**過去ではなく未来を選ぶ**」
米は日本人の主食であり、昔から食べなじんできたものだが、その糖質過多の食事の結果、高血糖を引き起こしてきた。私はそうした「過去」より、「糖質制限」のみに留意し、腹いっぱい食べても太らず、糖尿病も悪化させない「未来」を選ぶ。

・「**問題ではなく機会に焦点を合わせる**」
悪しき生活習慣から糖尿病になったことを悔いるのではなく、それを治す機会がようやく到来したと捉える。糖尿病は健康になるチャンスなのだ。

・「横並びではなく独自性を持つ」

誰もが行う従来の「カロリー制限」と運動療法に対し、自分がやりやすい「糖質制限食」療法と運動療法を自由に組み合わせて試みる。自分が決めたオリジナル戦略の実行は楽しく、やりがいもある。

・「無難で容易なものではなく、変革をもたらすものを選ぶ」

その糖質制限とて私も慣れるまでは、やはりある程度の忍耐と根気がいった。しかし、一週間も一日三食糖質制限をするいわゆる「パーフェクト制限」を継続すれば、周囲が驚くほど、減量に成功する。もちろん糖質を摂らない分、血糖値も劇的に改善されていった。その結果、別人のように変身できた自分に驚くのである。

まさに「変革」への勇気が自信をもたらし、そのイノベーションを継続させたり、また新たなイノベーションにも取り組むきっかけとなったのである。

「成果を上げることは習慣」

ドラッカー医師は、こうした「変革」は決して一過性のものであってはならないとして、それを「習慣」にすることの重要さを教えてくれる。

「成果を上げることは一つの習慣である。実践的な能力の積み重ねである。実務的な能力は修得することができる。それは単純である。あきれるほどに単純である」(『経営者の条件』)

こうした「能力」を身につけることも「才能」ではないと言い切る。

「成果を上げる人と上げない人の差は、才能ではない。いくつかの習慣的な姿勢と、基礎的な方法を身につけているかどうかの問題である」

とドラッカーは『非営利組織の経営』の中で書いている。

ここで彼の経営マネジメント思想が、再び最初の質問へと戻っていく。

すなわち「我々の事業は何か」、「顧客は誰か」という第二章で紹介した問いである。優れたマネジメントを行うには、まずその事業が何のためのものかを明確にしなければならない。

次に「顧客は誰か」を明確にし、その「顧客が求めるもの」を提供するのが事業である。

では「顧客は何を求めているのか」、それを知るための手段が「マーケティング」だ。その関連業界のみならず、より広い世界の人々を対象にした的確なマーケティングにより、われわれが行う「事業」や「顧客」がハッキリしてくる。

そして「事業の目的」が見えてくる。その目的を達成させ、成果を上げるには、自らが持つ有限な資源と時間を用いて、物事に優先順位をつけて行わなければならない。古くて陳腐で役に立たないものは捨て、持てる資源と時間を集中して未来を変える効果のあるイノベーションを行わなければならない。

そして成果が生み出されたら、それを習慣化させ、いつでも成果が生み出されるようにしておく。その成果を測定し、再び当初の「事業」の目的へと戻っていく。これを永続的に繰り返す。ドラッカーの経営思想では実践を何度も繰り返し、その都度成果を上げることによって、習慣化していくのだ。

「健康マネジメント」についても同じことが言える。

自分が生活習慣病を治すことによって、家族、恋人、仲間に喜んでもらう。これが「治療」の目的である。「顧客は誰か」、自分の周囲にいる家族、恋人、仲間たちである。

その「顧客」が求める自分、すなわち生活習慣病から脱出し、健康を取り戻し、減量でスマートになった自分を見て喜んでもらう。

それを実現するために、様々な情報を仕入れるマーケティングを行う。

マーケティングの結果、実現すべき「成果」がわかってくる。その「成果」を上げるための必殺の武器がイノベーションであり、それはこれまで通用していた古いものの役割を見直し、明日のために捨て去ることから始まる。

この一連の「健康マネジメント」の習慣を継続させていくことが、いわば「新しい生活習慣」なのだ。

糖尿病患者は古くて役に立たなくなった「生活習慣」をいつまでも続けたことによって「生活習慣病」に罹ってしまった。それを治すには、新たなイノベーションとマーケティングを習慣化する。すなわち「健康に留意した新生活習慣」を創造するしかない。

そして、過去ではなく未来を選ぶ勇気と、問題ではなく機会に焦点を合わせる勇気、そして横並びではないオリジナリティが必要だ。しかも、実行にあたっては、無難で容易なものではなく、自身の健康に大きな変革をもたらすものを選ぶ。

ドラッカー医師の教えを糖尿病患者に当てはめると、おおよそこういう治療方法になるだろう。

ドラッカー医師は処方箋にこう記す。

「組織が生き残りかつ成功するには、自らがチェンジ・エージェント、すなわち変革機関とならなければならない。変化をマネジメントする最善の方法は、自ら変化をつくりだすことである」(『ネクスト・ソサエティ』)

悪しき生活習慣によって糖尿病になった。この肉体の「変化」をそのままにしておいては、病は改善しない。自ら肉体の変化を求めて、変化をつくり出す。このことが、糖尿病という肉体の変化を巧みにマネジメントすることになるのである。

マネジャーの二つの役割

また、ドラッカー医師は言う。

「マネジャーには二つの役割がある。

①第一の役割は、部分の和より大きな全体、すなわち投入した資源の総和よりも大きなものを生み出す生産体を創造することである。(中略)第二の役割は、そのあらゆる決定と行動において、ただちに必要とされているものと遠い将来に必要とされるものを調和させていくことである」(『マネジメント[エッセンシャル版]』)

糖尿病となった私の場合、ただちに必要とされていたものは、急激な減量であった。そして糖尿病になった以上、高血糖の状態から一刻も早く脱出せねばならなかった。

そのために、イノベーションとしての「糖質制限食」を取り入れ、約一ヵ月で急激な減量に成功した。あまりの減量効果に、二ヵ月目、三ヵ月目は少し「糖質制限」のペースをゆるやかにしたこともあったが、効果を確認すると再び徹底した。その結果、三ヵ月目で楽々体重二〇キロ減、ウエスト二〇センチ減、血糖値一一〇を達成してしまった。

ＨｂＡ１ｃも毎日下がり続け、糖質制限半年目でとうとう五・〇となった。糖尿病の基準値が五・八以上だから、更に下げて四台を保っておきたい。

その後、約一年半にわたってほぼ毎日パーフェクト糖質制限食を継続すると、糖質制限食が習慣化して、制限しているとも思わなくなった。すなわち、「習慣化」が可能になったのだ。つまり糖質の摂取のみに気を配り、毎食、糖質の少ない野菜を最初に食べ、肉、魚のどちらかをメインとして交互に味わう。

パンを食べたければ、糖質の少ないふすまパンやオーツ麦パンを宅配で取り寄せて時々少量食べる。苦しいことはなにもない。後は、定期的に血液検査をし、その結果を楽しみに待つのみである。

血糖値に関しては、いつでも自分で測れる簡易血糖値計を購入した。血圧、体重も毎日記録する。これも、現在まで忙しい時を除いてほぼ習慣化できている。

糖尿病は一度罹ったら一生治らないと言われるが、このように「糖質制限食」を継続することで、血糖値が急激に上昇し、血管内皮が損傷されるのを防ぐことができる。

私と同様に「糖質制限食」で糖尿病治療を成功させたある患者は、「糖尿病なんて風邪みたいなもの」と言い切る。

さすがにそこまで言い切れないが、ドラッカー医師の架空診療所に通院して、新たなイノベーションにも挑戦し続ける限り、「健康マネジメント」の効果は高いと確信できた。

ドラッカーの名言は、血糖降下剤よりも、確実に血糖値を下げ、その治療を実践する者に、目に見える「効果」と「変革」をもたらしてくれたのだ。

ドラッカーは言う。

「個々の専門知識はそれだけでは何も生まない。他の専門知識と結合して、初めて生産的な存在となる。知識社会が組織社会となるのは、そのためである」（『未来への決断』）

ドラッカーの経営マネジメントが、健康のマネジメントにもこれほど役立つとは思わなかった。ドラッカー曰く、経営マネジメントのような個々の専門知識は、健康管理のような他の専門的知識と結合されることによって、初めて生産的な存在となるのである。

第五章　自分流のやり方が成果を上げる

「強みを総動員する」

だが、優れた経営学者であるドラッカーのよく知られたマネジメント理論が、生活習慣病、特に糖尿病の治療になぜかくも効果を発揮するのだろうか。

それはドラッカーが生前、企業経営のあり方について悩む経営者の声に数多く耳を傾けてきたからである。

企業経営者というものは、経営する組織の規模の大小にかかわらず、その発展や存続、維持に対し、絶えず不安や心配を抱え、悩みを持つものだ。

ドラッカーは、そうした経営者の声を聞き、自身の経営マネジメントのマーケティングをすると同時に、並はずれた読書家として様々な分野の文献に目を通してきた。

ドラッカー研究家で、長年彼の著作の翻訳を手がけてきた上田惇生氏は、前出の「週刊ダイヤモンド」誌のドラッカー特集の中で、「彼は政治家にも、経営者にも、官僚にもならず、見たものを書き、語り、相談に乗る者となった」と「全体を見る者」としてのドラッカーの役割を指摘している。

ドラッカーほど経営マネジメントに精通していれば、優秀な企業経営者にも、国家の組織を束ねる官僚や政治家にもなれたかもしれない。だが、ドラッカーはあくまで「傍観者」としての自分の立場を貫いた。そして社会や組織全体を俯瞰《ふかん》して見通すことで、相談する者や彼の著作を読む読者に、その「時点」での適切なアドバイスをした。

経営者というのはとりわけ「孤独」なものである。

自社の企業経営をどのように行えばいいのか、組織をどう発展させていけばよいのか——等々、様々な「悩み」を常に抱え、日々その決断を迫られる。

これに対し「全体を見る者」としてのドラッカーは、その悩みに素直に耳を傾け、状況に応じた適切な助言を行ってくれる。

前出の上田氏は「ドラッカーを読んだ者は、ドラッカーが自分のために書いてくれたことを知る。しかも、同じ名言を五年後に読めば、そこにまた新しいメッセージを読み取ることができる」とドラッカー特集の中で書いている。

同じことが患者とドラッカーとの関係でも言える。自身の健康が破綻《はたん》し、糖尿病が進行するに伴い、今後様々な合併症を併発すると告げられた患者は、「あなたの経営する会社はこのままでは倒産しますよ」と言われた経営者のようなものである。

まさしく、糖尿病であるから「再建不能」と勧告されたようなもので、それをどう立て直していったらよいのか、糖尿病患者は日々悩む。私自身もそうだった。

医師からは、あなたの「生活習慣」すなわち「日頃の経営のあり方」が不健全だったからこうなったのですと、冷たく突き放される。だが、どうすればいいのかは、教えてくれない。

企業経営で言えば、とにかくリストラ（減量）して、企業業績（検査数値）をよくしなさいと言われるようなものだ。

そして会社（自宅）に戻ってからも「どうするの」と社員や家族から責められ、悶々《もんもん》と悩む。

この時、ドラッカーだけが静かに「相談」を受け入れてくれるのだ。

『もしドラ』と『マネジメント［エッセンシャル版］』を使った講演活動を行う池田雅彦医師は、糖尿病患者が糖尿病治療への不満や不安を解消し、人生の夢や目的の達成にも取り組めるように、ドラッカー本をテキストに用いた。

そして医療関係者に対しては、顧客である患者と良好なコミュニケーションを保てるよう努力することの重要性を説くことがその目的という。

糖尿病医としてのドラッカーの魅力は、「悩める者の声」に素直に耳を傾けるというマーケティング能力に加え、患者の自主性、自立性を尊重するところにある。すなわち、こうなれば治るという必要な方向性は指し示すものの、具体的な方法は患者自身の「決断」に委ねるのである。

たとえば糖尿病患者として、私がドラッカーに元気づけられたのは、『経営者の条件』に書かれた次のような一節であった。

「成果をあげるには、人の強みを生かさなければならない。弱みからは何も生まれない。結果を生むには、利用できるかぎりの強み、すなわち同僚の強み、上司の強み、自らの強みを総動員しなければならない」

この一節を読んで、そうか、それでいいのかと私は考え、自分流のやり方で糖尿病治療の成果を上げることにした。

池田医師もドラッカーの言葉を引用してこう言う。

「ドラッカーは、マネージャーが初めから身につけていなければならない資質が一つだけあると言っている。それは真摯さである。そして、強みよりも弱みに目を向ける者をマネージャーに任命してはならない。また、何が正しいかより誰が正しいかに関心を持つ者をマネージャーにしてはならない。そして、真摯さよりも頭のよさを重視する者をマネージャーに任命してはならないと書いています」

私は「真摯さ」こそ自信があった。だが、糖尿病になってからは、ともすれば、自分の強みより弱みにも目を向ける時があった。特に糖尿病専門医に自分の生活習慣の非を徹底的に指摘された後は落ち込み、自分の至らなさ、不摂生を悔いた。

糖尿病患者は、事実このようにしてウツに陥るケースが少なくない。だが医療の面からも、糖尿病患者はウツを発症しやすいという研究結果も報告されている。このことは必ずしも精神的な弱さだけが理由ではない。

そんな時、自分の身体のマネージャーたる者、強みより弱みに目を向けてはその資格がないというドラッカーの言葉に出会い、まさしく刮目《かつもく》させられる思いがした。

自分の「強み」とは何か。私は深夜、自問自答して考えた。

考え抜いて出た結論が、取材力と学習能力だった。また、コミュニケーションを用いたマーケティングにもある程度自信があった。ならばその強みを糖尿病治療に総動員してみようと思ったのである。

これが、糖尿病治療のイノベーションとする「糖質制限食」との出会いに繋がった。

その提唱者である京都・高雄病院の江部康二医師も、糖尿病患者の声に細かく耳を傾けている。すなわち、マーケティングに熱心なのだ。同氏のブログ「ドクター江部の糖尿病徒然日記」は、自身の患者のみならず、糖質制限食を用いた糖尿病治療を行っている彼の著作の読者や一般患者を対象としているため、五八万件を超すヒットを記録している。

その江部医師のところに私は雑誌の企画を通して取材に行き、氏の糖尿病治療理論に関する資料を入手して読破し、この病気について徹底的に学習した。

同時に日本抗加齢医学会が主催するマスコミ向けセミナーに参加し、血管などの専門医に出会い、直接話を聞き、資料も入手して学んだ。

糖尿病は、別名「血管ボロボロ病」と呼ばれるほど、長年続いた高血糖状態と糖質過多の食生活による血糖値の急激な上昇で、血管内皮が傷つけられる。今後はその手当ても並行して行わなくてはならない。

ドラッカー流の健康マネジメントは、このように成果を上げるために、自分の強みを存分に発揮させるもので「他人の考えではなく、自分のやり方で存分に活動できるようにするためのもの」（池田医師）なのである。

それは、「糖尿病治療の流儀」とも言えるものだ。だが、決して自分でしたいことだけをして、したくないことをしないという意味ではない。食事の管理、糖尿病治療の情報収集、今後の治療方針の決定など「やらねばならないことを自分のやり方で実行するということ」(同)なのである。

私は自分で書籍を読み、医師に取材し、医療関係者の主催するセミナーに参加した。また、このことに気づいた糖質制限食を実行する仲間が集まる機会を通して、メタボリック・シンドロームや糖尿病に陥った人々の声に耳を傾けた。

それらの声を参考に、糖質制限食療法の効果をまとめた『糖質制限ダイエットで何の苦もなく糖尿病に勝った!』(扶桑社新書)という本も出版した。これが想像以上に大きな反響があった。

私の本を参考に、それまでメタボ体型だった二人のビジネスマンがそれぞれ三六キロと二六キロ痩せることもできた。また、ほぼ同時に糖質制限食を始めた某大手光学メーカーの技術者は、糖尿病の合併症で失明と足切断の危機にあったところが、糖質制限の結果、驚くほど好転し、念願の職場復帰も果たしている。

皆、自分流のやり方で行い、糖質制限食というイノベーションを用いて、素晴らしい効果を上げたのだ。

企業の経営者は「一国一城の主」である。同時に、メタボリック・シンドロームの人や糖尿病患者も、自分の身体の健康に関しては、まさに「一国一城の主」である気概を持とう。そして、自堕落とか贅沢病とかいう「他人が貼ったレッテル」に打ちひしがれていないで、自分の「強み」を総動員した、自分流のやり方でその解決策を操り実行する。それでこそ、マネジメント能力を持つ、自身の身体の「経営者」としての資格があると言える。

そして、先行きが見えなくなった時、ドラッカー医師は、いつでもその悩みに耳を傾け、その時々に必要な貴重なアドバイスをし、自分流のやり方で成果を上げる手助けをしてくれるのだ。

「理論は現実に従う」

ドラッカー流「健康マネジメント」の糖尿病治療版の実践として、私は自分の糖尿病が治ることで、家族、友人、仲間、知人の喜ぶ顔を見たいという思いから、彼らを「事業の顧客」とした。

そして、その求めるもの、すなわち減量で見違えるほどに痩せ、以前パンパンだったジーパンがブカブカになった「スマートな姿」をいかに早く見せるかに焦点を絞り、同時に血糖値を始めとする様々な検査結果を短期間で全て正常化させるという「成果」を出すことにした。

そのためのマーケティングを行い、有限な資源を活用してできる方法ということで、食品中、糖質だけを徹底的に除く「糖質制限食」を一日三食パーフェクトに行った。

こうして独自に始めた「糖質制限食」というイノベーションが、始めた自分でも驚くほどの「成果」を上げたのである。

その仕組みも説明しておこう。

「糖質制限食」の提唱者の江部医師によると、

「人間には体内を一定の状態に保とうとするホメオスタシス（恒常性）の働きがあり、血糖値が高くなると、ホメオスタシスが働いて様々なホルモンが分泌されるため、体内の代謝バランスが大きく乱れることになる」

という。

こうした乱れを引き起こす急激な食後高血糖のことを「グルコース（ブドウ糖）・スパイク」と呼ぶ。私のような糖尿病患者の場合、未精製の穀物でも食後血糖値は二〇〇を軽く超えるグルコース・スパイクが起きている。

しかし、正常な人にも穀類を摂ることで中程度の血糖値上昇が日常的に起こっており、江部医師はこれを「グルコース・ミニスパイク」と命名し、アレルギー疾患や生活習慣病の原因の一つとなるとした。

糖質制限食では、その原因となる糖質を摂らないために、体内のホメオスタシスの作用で代謝機能全般と血流が改善され、自然治癒力が高まる。その結果、肥満、高血圧、高コレステロール血症、動脈硬化、アレルギー疾患などにも効果が期待できる。

もちろん誰でも行っていいというわけではない。特に糖尿病の合併症として腎症をすでに悪化させてしまっている方は、糖質制限食が高カロリー、高タンパクになりがちなため、腎臓に負担がかかりやすい。こうした方々は、まず医師の指導を受けて、腎症の治療を優先すべきだという。

また、すでに糖尿病治療として、インスリン注射や内服薬の服用をしている場合は、糖質制限食は急激な低血糖を起こすこともあるため、できるだけ医師に相談してから行ってほしい。私の場合も、糖尿病発見時は腎症が悪化する一歩手前だったので、糖質制限食を実践できた。しかも、あくまで自己責任でこれを行っている。

私は当然のことながら医師ではない。医療関係者でもない。だがドラッカーの言う「プロの患者」として、この糖質制限食というイノベーションを受け入れ、「成果」を出してみようと思った。

ドラッカー医師はこう言う。

「**理論は現実に従う**。我々にできることは、すでに起こったことを体系化することだけである」(『マネジメント［エッセンシャル版］』)

第一章でもご紹介したが、京都市立病院・糖尿病代謝内科の吉田俊秀部長らの最新研究によると、肥満などのためにインスリン分泌の働きが阻害されている患者(いわゆる「インスリン抵抗性」のある患者)で、八〇〜一四〇キロの体重があった人々が一五％以上の大幅な減量に成功した場合、年齢は五〇歳まで、太り始めて一五年以内、糖尿病が発症して二年以内、三親等以内に糖尿病患者がいないことを条件に、糖尿病レベルの数値が正常値に戻るという。この研究結果が日本内科学会の総会で発表されたのが二〇一〇年(平成二二年)四月、奇《く》しくも私が糖尿病と診断される一ヵ月前だった。

私はこうした「最新研究」を知らずに、自己責任で糖質制限食を実践した。その結果、糖尿病レベルの数値からあっという間に脱することができた。この「エビデンス(証拠)」が、後に医療関係者によって理論化され、研究されていくかもしれない。だが、患者としては、一刻も早い「現実」が欲しいのである。

それには、身体の経営者である自身が決断して行うしかない。

ドラッカーは言う。

「組織づくりの最悪の間違いは、いわゆる理想モデルや万能モデルをそのまま生きた組織に当てはめるところから生じている」(『マネジメント［エッセンシャル版］』)

あくまで「現実」を重視し、現実で成果を出してから「理論」を従わせることが重要なのだ。

ストレスと運動不足、夜型生活

約三ヵ月で糖尿病レベルの数値を一直線で脱した後、私の関心は次に、自分がなぜ、糖尿病になったのかという「糖尿病の原因の究明」へと移った。

ドラッカーからも、マネージャーにとって必要な役割とは「ただちに必要とされているものと、遠い将来に必要とされているものを調和させること」だと教えられていたからである。

ただちに必要とされている減量と血糖値の改善については、糖質制限食が劇的な効果をもたらした。これは今後も継続する。けれどその一方で、遠い将来に必要とされている「健康」の維持にも、マネジメントを行わなければならない。

なぜ、私が糖尿病になったのか。市販されている医療関係の本を読むと次の原因がわかってきた。

まず、食べ過ぎと運動不足である。

その結果、身体の中に消費しきれないカロリーが余り、中性脂肪となって腹腔内に脂肪として蓄えられた。これが肝臓に溜まると脂肪肝になり、肝炎になる。

脂肪が腹に溜まると脂肪細胞からアディポサイトカインという物質が大量に出て、血液中のブドウ糖を全身のエネルギーに変える役割を持つインスリンホルモンの作用を妨げてしまう。その結果、血液中のブドウ糖は減らずに高血糖のままになる。これを調節しようとインスリンが大量に出るが、インスリンが効かずに脂肪として蓄積されてしまう。

こうして、まずメタボリック・シンドロームに陥った。

この時、いち早く改善の手を打てばよかった。だが、かつての私はそれを単なる中高年の特徴ぐらいとしか考えていなかった。

そこで血液中に大量のインスリンが存在したまま放置した。このため血管の筋肉が厚くなり、腎臓の働きが悪くなって、高血圧となった。また、インスリンの効きが悪いと、中性脂肪を分解する酵素の働きが悪くなり、善玉コレステロール（ＨＤＬコレステロール）の値が低いままとなり、高脂血症を引き起こした。

この状態が続いたため糖尿病となり、心筋梗塞や脳卒中に繋がる動脈硬化となったのだ。

私の場合、糖尿病のみならず、高血圧症、高脂血症も起こしており、この三つの病気が重なると動脈硬化になる確率が格段に高まる。

糖尿病レベルの数値から脱出した後も、血圧とコレステロール・中性脂肪は数値が下がったとはいえ、まだ高値が続いていた。

高血圧の原因は、加齢、塩分、食べ過ぎ、運動不足による肥満、ストレス、飲酒、喫煙である。

高血圧になると、血管の壁が圧力を受け続けるため、厚く硬くなる。そこに悪玉コレステロール（ＬＤＬコレステロール）が溜まることで動脈硬化が進む。

食品の中でも塩分の多い食品を取り入れると、身体はナトリウムの濃度を一定にするため血中の水分を増やし、動脈に大量の血液が流れ込むため、血管壁が押し上げられて血圧が高くなる。塩分には血管壁を狭くする作用や交感神経を刺激して血管を収縮しやすくさせる作用がある。

このため、塩分を大量に含む食品を摂らないようにすることが大切だ。日本人の一日の平均塩分摂取量はＷＨＯ（世界保健機関）の推奨する値の倍近くになっているという報告もある。

またストレスも交感神経を刺激して血圧を上げる要因となるため、なるべく溜め込まないことが大切で、ウォーキングなどの軽い運動を行うとよい。

高脂血症は、血液中の悪玉コレステロールや中性脂肪が多くなり、善玉コレステロールが少なくなったりして起こる。

悪玉コレステロールが多くなると、血管内皮に蓄積して動脈硬化が進む。善玉コレステロールは、その悪玉コレステロールを除去する働きがあるが、中性脂肪が増えると善玉コレステロールは減って、動脈硬化が進む原因となる。

高脂血症の原因は、遺伝的要因、食生活の乱れ、肥満、運動不足、ストレス、喫煙などで、特に内臓脂肪型肥満になると、中性脂肪が増え、インスリン抵抗性が増大して、高脂血症となる。

高脂血症の治療には、食生活の改善と運動、更に悪玉コレステロールを減らすスタチンやビチーアなどの薬の服用が効果的とされる。

糖尿病の高血糖値を良好にコントロールし、高血圧を塩分を控えるなどの食事療法で下げ、運動も行う。そして高脂血症は運動の他、薬で治す。

ドラッカーは、『マネジメント［エッセンシャル版］』の中で「成長のマネジメント」という一節を設け、こう書いている。

「成長には準備が必要である。いつ機会が訪れるかは予測できない。準備しておかねばならない。準備ができていなければ、機会は去り、他所へ行く」

最も難しい「生活習慣」の改善

糖尿病を短期間で克服した私は、更に難しい「生活習慣」の改善を行うことになった。肥満を克服して、以前のようなスリムな身体を手に入れた今こそ、その「準備」の時だ。

だが、ドラッカーはこうも言う。

「成長そのものを目標にすることはまちがいである。大きくなること自体に価値はない。よい企業になることが正しい目標である」（同）

私のように中高年に差しかかってから、運動によって身体を鍛え直すのもいいが、ある種の健康オタクと化して、それを目標に健康の増進のみを目的にしても限界はある。それよりも可能な限り、よい健康を保ち続けるという姿勢が必要である。これが、ドラッカーの言う「成長のマネジメント」である。

仕事に関しても同様である。

ドラッカーは、

「長期にわたる高度の成長は不可能であり、不健全である」

と言っている。すなわち、性急な改善し過ぎはリバウンドを招くのだ。

そして、こうも言う。

「あまりに急速な成長は組織を脆弱《ぜいじゃく》化する。マネジメントを不可能にする。緊張、弱点、欠陥をもたらす。それらの緊張、弱点、欠陥のゆえに、ちょっとしたつまずきが致命傷となる。今日の成長企業が明日の問題児になるという宿命には、ほとんど例外がない」(同)

この言葉を私なりに解釈すると、仕事同様、健康のマネジメントに関しても、あまりに性急に成長を行わせることは、マネジメントを不可能にし、緊張や弱点、欠陥をもたらす。逆にそれが致命傷となるということである。

私はこの一章を読んで以来、糖質制限食というイノベーションを導入した当初の急速な成長から、途中で少しそのスピードをゆるめた。しかし、成功した糖質制限食を維持しながら、次なるイノベーションを行うまで、じっくりとその対策を練ることにした。

こうした「意思決定」に関して、ドラッカーは、

「常に可能なかぎり低いレベル、行動に近いところで行う必要がある」（同）

と言っている。

つまり、あくまで行動に近いところで考えてダイエットを行いつつ、長期的には全体を見通せるだけの高いレベルでも意思決定を行う必要があると言っているのだ。そこで、自分で運動や食事制限などの行動を起こしながらあまりやり過ぎないよう、時には意図してスピードをゆるめることにした。そして糖質制限食を続けながらも循環器専門医や内科医とも連携を取ることにした。

このようにドラッカーは生活習慣病の課題に対してどう取り組めばよいかも、改革への準備が整ったわれわれにまた示唆してくれているのだ。

第六章　「なぜ流れ星は願い事をかなえてくれるのか」

いつも願い事を考える

ドラッカーが授業中に学生たちによく尋ねたとされる有名な問いに、「なぜ流れ星に三回願い事をすると願いがかなうのか？」がある。

答えは、「いつ流れるかわからない『流れ星』に願い事をするには、いつも『願い事』のことを考えていなければならない。従って、いつも考えることにより、願いを深く考えるようになり、願い事＝夢がかなう可能性が高くなる」というものである。

これは、「いつ機会が訪れるかは予測できない。準備ができていなければ、機会は去り、他所に行く」という彼の言葉にも符合する。

従って、糖尿病治療や生活習慣病の治療を始め、その目標が決まったら、ちょっとやそっとでは諦《あきら》めず、粘り強く頑張り抜くことが大切である。

もちろん、うまくいかない時もある。

糖尿病治療を開始して、約一年半、私は今もほぼパーフェクトな糖質制限食治療を継続している。しかし、決して無理して制限しているわけではない。時には会食などで、糖質を含んだ食事を摂らねばならない時もある。そういう場合は、無理せずに少量つき合うことにしている。そこで一度中休みし、また次から続ければいいのだ。

あるいは食事の食べ方も工夫し、最初に葉野菜のサラダなど糖質の少ない食品から食べるように気を配っている。そしてメインに肉か魚を食べ、最後の白飯や麵類は少しだけ食べるか、残す。これを「懐石食べ」と呼ぶ。つまり、京都などで懐石料理を食べる時の順序は、糖質制限食の理にかなっているのである。

イタリアンやフレンチのランチやディナーも実は糖質制限をやりやすい。最初に前菜としてサラダや魚介類のマリネなどの料理を食べる。メインに肉か魚。パンは最後まで食べないか、食べても最後にひと口だけにする。

以前は飲んだ後も、最後のシメにラーメンなどを食べていた。しかし、今はホテルのバーなどに行って、ナッツやチーズをツマミに蒸留酒のウイスキーなどを飲んで終えている。

糖質制限食を始める前は、前日、明け方まで原稿を書いていて、昼前に起きて麵類（炭水化物）中心の食事を摂った。外での取材の際は、朝・昼食抜きも珍しくなかった。

その代わり夜に夕食でタップリと食事を摂った。こうしたライフスタイルを続けていると、昼食で摂った糖質が身体を動かさないので消費し切れなくなる。そのままインスリンが大量に出て、糖質が脂肪に変わって蓄積されるのだ。

この場合、問題となるのは、糖質ももちろんだが、まず食事のスタイルであった。糖質制限食を始めた後、私は減量効果を確認するとともに、食のスタイルを改良していった。

ポイントとなるのは夕食だった。夕食は、その後に家で仕事をすることが多く、運動することがない。従って、どうしても糖質を消費しにくくなる。それゆえ、徹底した糖質制限食で臨むことにした。食欲を満たすため、サラダ類で始めた後、肉、魚類をガッツリ食べる。ご飯はほとんど食べない。酒は、赤ワインや焼酎の水割りなどをいただく。ビールや日本酒は糖質が多いので飲まないが、どうしても飲みたくなったら、時々「糖質ゼロ」のビール系飲料や糖質ゼロの日本酒にする。

夜の仕事中、以前は深夜食に自分でソバなどをつくって食べていたが、この習慣は夜に大量に糖質を摂り、血糖値を急上昇させる原因になるので一切やめた。

深夜、特に夜一一時から午前二時頃は本来成長ホルモンが分泌される。そのため、この時間帯に食事を摂り、そのまま運動せず眠ると更に太りやすくなるのだ。

夜、糖質制限食を行えば、朝は空腹で早起きせざるを得なくなる。朝食もできれば糖質制限食にする。野菜サラダに始まり、ハム・エッグ、チーズなどを食べる。その後に外出して運動する機会も多いため、ここで食べたい白飯などを食べ、代わりに全体でカロリー制限を行う手もある。

昼食は、外出する機会が多く、糖質制限をしにくい食事時間帯だ。しかし、それを逆に好機と捉える。つまり、食べたい時には思い切って食べ、その後は基本的に糖質制限食を続けるなどのメリハリをつけるとよい。

外食の場合もカツカレー、牛丼、ラーメン、餃子《ギョーザ》といった炭水化物と炭水化物の組み合わせは避ける。その代わり、ホテルのブュッフェやファミレスのサラダバーとメイン料理を選ぶといった工夫をしている。

コーヒー類を飲む時も、砂糖は使わず糖質の少ない人工甘味料のパルスイートやラカントの小袋を持参して使う。ホテルのコーヒーハウスなど、頼めば持って来てくれるところも増えた。こうした細かな努力と工夫の積み重ねで、糖質制限食は慣れれば大した苦労もなく継続できるのだ。

そしていつも血糖値を抑えたいという「願い」を持ち続け、それをかなえる「行動」を実行していると、ある日、流れ星が流れるように血糖値が急降下してその願いがかなう。血圧、コレステロール、中性脂肪も同様だ。私はこの方法を用いて、血糖値、コレステロール、血圧、中性脂肪の順に、糖質制限食を駆使して落とした。

目標を決めたら粘り強く続ける

「さぞかし、大変でしたでしょう」と人は感心するが、むしろ楽しかった。

ドラッカーは言う。

「組織は機会にエネルギーを集中するとき、興奮、挑戦、満足感に満ちる」(『マネジメント［エッセンシャル版］』)

まさに、糖質制限食も同様にゲーム感覚で行うことによって楽しく続けられる。それは興奮に満ちており、挑戦する喜びがあふれ、達成した時、満足感を味わうこともできる。糖質制限食は今や、私の趣味の一つ、マイブームと言ってもよい。そのぐらい続けていても飽きない。時に糖質制限が難しい外食を余儀なくされると、闘志すらメラメラ涌いてくる。

自分が糖尿病になったことばかり問題視していて、改革への行動を起こさない人々には、何のことを言っているかわからないかもしれない。だが、糖尿病になってしまったという「問題」ではなく、治す「機会」に目を向けることが大切だと言いたい。

「問題は無視できない。だが、問題中心の組織は守りの組織である。それはいつになっても

昨日を黄金時代と考える組織である。それは、悪くさえならなければ成果を上げていると考える組織である」（同）

まさに、ドラッカーのこの言葉は、糖尿病を宣告される直前の私の心境を如実に表現している。悪くさえならなければいいと錯覚しながら、昨日の生活習慣を「黄金時代」と考えていたことでサイレント・キラーと呼ばれる糖尿病と高血圧、高脂血症の生活習慣病は、ひっそりとしかし確実に私の身体をむしばんでいた。それは、まさに「健康マネジメント不在」の状態であった。

しかし、ドラッカーの経営マネジメント論を枕許において、毎日繰り返し読み返していたら、身体の健康管理にとって本来望ましいマネジメントの実践方法が具体的に見え、わかってきた。

最も有り難いのは、糖尿病治療において架空の担当医となったドラッカー医師が、折りに触れてこちらの健康の悩みや今後の治療の方針について親身になって相談に乗り、励ましてくれることだった。

ドラッカー医師は、『マネジメント［エッセンシャル版］』の冒頭にこう書く。

「基本と原則に反するものは、例外なく時を経ず破綻するという事実だった。基本と原則は、状況に応じて適用すべきものではあっても、断じて破棄してはならないものである」

健康に対する基本と原則も、まさにこれと同様だ。健康の基本に反するものはどんなに元気な人でも例外なく時を経ずして破綻していく。

私も、健康の基本と原則に反する生活習慣を長年続けてきた。そのため、健康が破綻して、糖尿病と高血圧、高脂血症を引き起こしていた。それまで、自分の健康を過信していたために、まだ大丈夫だろうとタカを括《くく》っていたのだ。健康に対する基本と原則は、誰にでも平等に適用される。元気な人は、その破綻が遅く訪れるだけの話である。

ドラッカー医師は、こうも書く。

「ところが私は、当時、成功している経験豊かな経営者さえ、それらの基本と原則を十分把握していないことに気づいた。そこで私は、数年をかけて、マネジメントの課題と責任と実践に関わる基本と原則を総合的に明らかにすることにした」(同)

その入門書が『現代の経営』であり、総合書としてまとめたのが『マネジメント』であった。

私はこの経営マネジメント書を、自分にとっての「健康マネジメント書」として用い、そこから自分の身体の永続的な成長と健康の維持に応用できる要素を多数見出した。もちろんドラッカーの経営理論が全て当てはまるとは、限らない。それはもちろん承知の上である。私のように短期間で成果を出すことを目標にしてもいいが、ドラッカーの言う「成長のマネジメント」に従い、少しずつ「成果」を上げながら健康をマネジメントしていく方法を取っている人もいる。

東京・港区南麻布でパークサイド広尾レディスクリニックを経営する宗田聡《そうださとし》氏。氏は病院勤務時代、一ヵ月に二〇日は院内に泊まり込むような激務で、そのストレスを食べることで解消していたという。

通常の食事に加え、甘い物が好きなため、シュークリーム、ケーキ、プリンをペロリとたいらげ、外食でもごちそうを食べ、酒を飲むことが多かった。

その結果、γ‐GTP、尿酸値、中性脂肪値とも悪化し、不整脈も絶えず出た。降圧剤、中性脂肪値を下げる薬、腸から脂肪を吸収させない薬などを服用したが、効果はなかった。

そこで「糖質制限ダイエット」を試みた。この宗田医師の場合も、自己流でアレンジし、例えば糖質を三食抜くのではなく、朝はコーヒーとパン一個、昼は麵類などの好きなものを食べ、夜のみ炭水化物を抜いて、おかずだけ食べるという、無理せず、長続きさせるダイエットを行った。

飲み会や食事会に誘われた時も、無理せず糖質制限ダイエットは休み、代わりに翌日は二食、糖質制限食にしてバランスを取った。

それでも一ヵ月に二キロずつゆるやかなペースで体重がダウンし、半年で一五キロの減量に成功。全ての検査数値も正常化したという。

無理な成長を目指さず、しかし地道に改革を続けて成果を出したわけである。

逆に、私と同じく大きな目標を掲げてそれを実現させ、自信をつけて更に大きな成果を目指す人もいる。

大手ホテルチェーン、東急ホテルズに勤務する久津智也氏はなんと糖質制限食で体重三二キロ減を実現してしまった。久津氏によると、身長一七〇センチで学生時代から体重は八〇キロあった。社会人になってから太り始め、二六歳で八八・七キロになったという。

この時、ランニングを始めた。その結果、一度は七五キロまで体重が落ちた。だが走るのをやめると再び太り始めた。三一歳で八八・八キロに。また走って七二キロまで戻した。しかし結局、維持できなかった。三八歳の時に一〇〇キロの大台に乗った。

四四歳の時、危機感を覚え、ダイエットに挑戦し、茹で卵をベースに野菜、グレープフルーツなどを摂る食事制限で八キロ痩せたがこれも続かず、四五歳で一一六・四キロになった。それまで健康に問題はなかったが、四〇代に入り、高血圧から不整脈も出て、健診のたびに医師から、このままでは長生きはできないと注意された。その頃、私と出会った。彼は危機感があったのか、こちらの話を熱心に聞き、黙って糖質制限ダイエットを始めた。私同様一日に摂る糖質量を六〇グラムに制限し、一日三食しっかりと糖質制限する「パーフェクト制限」である。

これと並行して毎朝一〇キロ、二時間のウォーキングも始めた。最初の五ヵ月間で毎月五キロずつ体重減を達成した。仕事が忙しいとウォーキングは休むが、それでも月三キロ減のペースで体重は約三〇キロ減の八五・五キロになった。

久津氏曰く、ストレスがあると食事で解消するタイプで、仕事が忙しくなると、食べて解消していた。三食の食事量も半端ではなく、カロリーが高く、こってりしたものを好んだという。ビールや日本酒などのアルコールも好きで、一方で仕事はデスクワーク中心で、身体はほとんど動かさなかった。それが、一日三食、糖質のみを制限するという「健康マネジメント」に切り替えた途端、三〇キロ減という大きな「成果」を生み出した。

久津さんの大減量は職場でも話題となり、見た目も若々しくなり、髪の毛の量も増え、表情も男らしくなったと評判である。

久津氏と同じ職場に勤め、運動は得意で、体重が増えると一念発起して運動によるダイエットを行っていたのが、各東急ホテルの総支配人をつとめた太田範義さんである。ホテルマンという職業柄、食べるのが好きで、回数も多く、顧客と一緒にいると一日六回食事することもしばしばだった。

太田氏も過去何度もダイエットを敢行してきたという。三〇代後半に一念発起して減量に挑戦し、毎朝五時に起きてランニングをした。近くの公園で縄跳び一五〇〇回、腕立て伏せ三〇〇回、腹筋三〇〇回をこなし、自宅に戻ってサウナスーツを着て、汗が出るのを待った。

これを半年間続けて、一度は九八キロあった体重を二五キロ落とした。

当時は出張で海外に出かけることも多かった。その場合は、現地でも必ず縄跳び用の縄を持参して運動を続けていた。ところが、仕事が忙しい上に無理して激しい運動をしたせいか、A型肝炎となり入院することになった。その結果、体重は一時、七〇キロまで落ちた。

退院の際、医師から栄養のあるものを食べてゆっくり休むようにと言われた。この言葉が食欲に火をつけた。そして恐ろしいリバウンドが始まった。

やがて体重は一〇〇キロを超え、アメリカ駐在時代は一一七・八キロにまで増えた。

あわててラップを身体に巻いて運動し、体重を八五キロに落とした。

ところが、帰国して美味しい日本の食事に会うと再び食の誘惑に負けて再々リバウンドを繰り返す。気づいた時は一一六キロに戻っていた。

運動で身体を鍛えていたため、血圧などの検査値は問題なかったが、三年ほど前から血糖値が一五〇台に上昇。尿酸値、コレステロール値の高さや脂肪肝なども指摘され、便に潜血反応も出て、胃にポリープも見つかった。

太田氏も私が糖尿病になった後、痩せた姿を見て驚き、やがて糖質制限ダイエットを始めた、この食事療法では食べるものを選べばお腹いっぱい食べたいという食欲は満たされ、酒も蒸留酒なら飲める。しかも朝起きて体重を測ると寝ている間に体重が減っていく。

結局、太田氏も一ヵ月で一二キロ減、三ヵ月で二三キロ減を達成した。血糖値は一〇六の正常値に。尿酸、コレステロールの数値も下がり、不整脈も腸の潜血反応も胃のポリープも消えてしまったという。気をよくした太田氏は更に二〇キロ減の七五キロを新たな目標に掲げ、糖質制限食を続けている。無茶なダイエットばかりを繰り返してはリバウンドしていた太田氏にとって、糖質制限ダイエットは本当に楽な方法だったという。

たくさん食べたいという欲求を無理に抑えても、このように必ずリバウンドする。

また、食生活をそのままにし、激しい運動を行って痩せると、運動しなくなった後に急に太りだす。

つまり、食べたい、無理に運動するのは辛いという二つの感情の中間領域を巧みにマネジメントできるのが、糖質制限食なのだ。

糖質制限食によるダイエットは、食べる量ではなく、食べる物だけを糖質をカットすることで制限し、腹いっぱい食べる。そのために長く、無理なく継続できる。これに軽い運動を組み合わせてもいいし、とにかく長続きさせて、コツコツと大きな「成果」を出せるところがメリットである。

実行の成果からのフィードバック

ドラッカーによれば、ただやみくもに努力を続けるだけでも「成果」は出ない。

自ら行った「成果」に対し、細かく情報を取り、フィードバックしていくことが大切である。ドラッカーは成果を出すには、「仕事を分析せず、プロセスを総合せず、管理手段と基準を検討せず、道具や情報を設計せずに、仕事に責任を持たせようとしても無駄である」(『マネジメント［エッセンシャル版］』)とも言っている。

更にドラッカーは言う。

「働く者に責任を持たせるための第二の条件は、成果についてのフィードバック情報を与えることである。自己管理が可能でなければならない、自らの成果についての情報が不可欠である」（同）

これがやり甲斐を与える第一の条件である。

そして、既に触れた継続学習とともに成果を上げるには専門化しなければならないともドラッカーは言う。

これを、太っている人にとって「痩せ甲斐」を与える成果として置き換えてみる。

「痩せる」という成果を出すには、自分がなぜ太ったかを分析することがまず必要だ。太ったプロセスを総合せず、管理手段と基準を検討せず、道具や情報を設計せず、自分が痩せることに責任を持たせようとしても不可能であり、無駄であるとドラッカーは言っている。必要なのは、なぜ自分が太ったのかという原因とプロセス、管理手段、基準の検討であり、道具や情報の設計である。

次に、自分がどのくらい痩せていっているのか、その数値を測定し、成果についてのフィードバック情報を得ること。これが痩せるためには不可欠であると、ドラッカーは言う。

第三に、継続して行う継続学習も大切だ。

やみくもに運動して体重を落としたり、量を少なくする食事制限をしても必ずリバウンドする。「糖質制限食」により、糖質のみを制限する管理手段と基準を検討し、自分がなぜ太ったかを分析して、糖質制限食を行うことで自分が痩せることに責任を持つ。そして、その成果を絶えず測定してフィードバック情報として得る。更に継続して行う継続学習でその効果を高めていく。

ご紹介した三氏は、まさにこれを実行したことでみるみる減量し、糖尿病などの生活習慣病、メタボリック・シンドロームから辛くも脱出することができたのである。そして痩せるための行動を行い、成果をフィードバックして、これを分析し、自らを励まし、継続学習していったのだ。

「これら三つの条件、すなわち生産的な仕事、フィードバック情報、継続学習は、働く者が自らの仕事、集団、成果について責任を持つための、いわば基盤である」（『マネジメント［エッセンシャル版］』）

そしてドラッカーは、この三つの条件全てについて、これを行う時は実際に仕事に従事する者自身が始めから参画しなければならないと言う。

「仕事、プロセス、道具、情報についての検討に始めから参加しなければならない。彼らの知識、経験、欲求が、仕事のあらゆる段階において貴重な資源とならなければならない。仕事をいかに行うべきかを検討することは、働く者とその集団の責任である。(中略)したがって、仕事、職務、道具、プロセス、技能の向上は、彼らの責任である」(同)

自身の「痩せる」という仕事に責任を持たせ、その仕事を選んだプロセス、道具についても始めから実際に行う者を参加させて検討を行わせる。それによって初めて、自ら選んだ仕事(治療)を継続させ、成功させようという責任感が生まれる。

まさに、ドラッカーは精神分析医であるのみならず、優れたダイエット・コーチでもあった。

目標以上の成果を出す

糖尿病専門医がいくら患者にその治療(仕事)を押しつけても、患者自身が、その治療の意味を分析しなければ、効果はない。また、プロセスを総合せず、管理手段と基準を検討せず、道具や情報を設計せずに、命じられるままにそれを行っても、結局は責任を持たず、継続学習も果たせないために失敗する。

しかし、患者側が自分勝手に行っても、これも失敗すると、ドラッカーは言う。

「人は束縛から解放されれば、専門家よりも優れた生産的な答えを出すとの考えは昔からある。一八世紀のルソーの前からある。だが、その正しさを支持する証拠はない。独創性といえども、基礎的な道具があって初めて力を発揮する。われわれの知るかぎり、正しい仕事の構成は直観的に知りうる代物ではない」(同)

食べるという単純な行動に対しても、確かにわれわれは驚くほど、その原理を知らない。

一般的に食べ過ぎることが肥満の原因と言われるが、決してそうではない。

栄養学的に見ると、食に関しては摂り過ぎることより、足りないものがあることが問題だそうだ。減量といえば、まずわれわれは食べる量を減らすことを考えるが、その結果、栄養が偏る。そして代謝が悪くなって、更に効率よい消化、吸収、代謝を行なわなくなるために逆に太るのである。

つまり、食べた量は関係ない。食べた物を効率よく消化、吸収し、代謝するための栄養素が足りないために太るのだ。

だから、痩せたいなら、まずたくさん食べなくてはならない。それもバランスよく、品数を食べて、消化、吸収、代謝を行いやすくすることが大切である。

消化、吸収、代謝が効率よく行われれば、太りにくい身体ができ上がる。すなわち、ダイエットの要諦《ようてい》は、バランスのよい食事をたくさん食べることなのだ。バランスのよい食事をたくさん食べることによって、偏っていた栄養素が補われ、身体が温まって胃腸を活性化させ、ダイエットが成功する。

肉、特に牛や豚の赤身肉には脂肪を燃やし、代謝を促してくれるＬ－カルニチンという成分が豊富に含まれている。

更に青魚に含まれるＤＨＡやＥＰＡは、善玉コレステロールを増やし、体脂肪の溜まりにくい身体にする。

糖質を摂らない「糖質制限食」が驚くほどのダイエット効果を発揮するのは、江部医師が示した四つのアドバンテージに加え、赤身の肉や青魚などをガッツリ食べて、身体の代謝を促進させるからである。

油も糖質制限食ではよく摂る。特にゴマ油、シソ油、くるみ油などをすすめており、良質の油を摂ることは余分な脂肪を落とすことに繫がる。

これに対し、糖質過多な日本人の食事は、白飯や麵類といった、油を含まない食材を中心に食べるため、一見ヘルシーな印象を受ける。しかし、白飯を主食とし、おかずとして、塩分の多い魚類を中心に摂るため、どうしても塩分過多になる。そして糖質過多の食事と運動不足によって、インスリンを一日何度も大量に放出して、糖質が消費できないため脂肪として蓄積されるのである。

糖質制限食を行う場合、効果を確かめながら、ゆるやかに、時には厳しくコントロールしながら続けていくと、栄養全体のバランスがよくなる。そして代謝能力を増して脂肪を燃やす身体になる。その結果、急激に減量でき、しかも太りにくい身体に変わっているから、リバウンドしにくいのである。

こうした原理を実践する本人がまず理解し、その治療の意味を分析し、プロセスを総合し、管理手段と基準を検討して行う。そして、自身で道具や情報の設計を行い、その遂行に自分自身で責任を持つ。

これこそ、ドラッカーの健康マネジメントの要諦である。すなわち、一人の経営者が自分で起業し、一つの企業を経営し、収益を上げていく経営マネジメントと同じことなのだ。

第七章　健康の「マネジメント」の心得

「真摯さこそ、不可欠」

さて、ここで糖尿病の名医としてのドラッカーは、糖尿病患者にとって最も必要なものとは何かについてその「答え」を解き明かすことになる。それが冒頭に触れた患者、すなわち治す側の「真摯さ」である。

この「真摯さ」という言葉を『マネジメント［エッセンシャル版］』の訳者、上田惇生氏は、「Integrity of character」という原文から「真摯さ」と訳している。

「Integrity」とは、手許にある研究社の新英和中辞典の項を引くと、「高潔、誠実、清廉」、または「完全、無傷」などと訳される。

この真摯さは後に誰かから学んだり、後天的に獲得するのではない。初めから資質として身につけている人が、糖尿病治療という事業を行うマネージャーとしてはふさわしいとドラッカーは言う。

ドラッカーは、マネージャーとは、オーケストラの指揮者に似ているとも言っている。オーケストラでは、指揮者が、その行動、ビジョン、指導力を通じ、各楽器のパートを統合する。その結果、奏《かな》でる音が生きた音楽となるのだ。

「したがってマネジャーは、自らの資源、特に人的資源のあらゆる強みを発揮させるとともに、あらゆる弱みを消さなければならない。これこそ真の全体を創造する唯一の方法である」（『マネジメント［エッセンシャル版］』）

これを、健康のマネジメントに置き換えて考えてみよう。

患者たる者は自分の資質、特に自分の肉体という資源のあらゆる強みを発揮させるとともに、自分の身体のあらゆる弱みを消さねばならない。これこそがドラッカー医師の言う真の「全体」を創造する唯一の方法である。

この点でも以前の私は極めて誤った「健康観」を持っていた。すなわち、両親のおかげで自分の肉体が健康に生まれたため、その資源のあらゆる強みをいつまでも発揮できると思っていたのだ。だが、それは間違いであった。健康はやがて加齢とともに衰える。その時、自分の身体のあらゆる「弱み」を消しておかないと、真の全体の力を発揮することはできないのだ。

健康に普段から関心を持っている方々から見れば、なにを今更という事柄かもしれない。しかし、恥ずかしい話だが糖尿病、あるいは生活習慣病の中の高血圧、高脂血症という「弱み」を見つけてもらって初めて、私はその自分の抱える「弱み」に気づいたのだ。

もし自分がオーケストラの指揮者ならば、その「弱み」を正しておかねば、身体の内臓の各パートが統合された、「生きた音楽」は奏でられない。すなわち「真の健康」とは言えないのである。これにようやく気づかされた。

ドラッカーによれば、優れたマネージャーには、

「そのあらゆる決定と行動において、ただちに必要とされているものと遠い将来に必要とされるものを調和させていくこと」(同)

が必要であるという。

「いずれを犠牲にしても組織は危険にさらされる。

今日のために明日犠牲となるものについて、あるいは明日のために今日犠牲となるものについて計算する必要がある。それらの犠牲を最小にとどめなければならない。それらの犠牲をいちはやく補わなければならない」(同)

この「健康マネジメント」の基本を知らなかったために、私は、糖尿病および、その他の生活習慣病によって危険にさらされたのである。

そして今日のために犠牲となるものについても、明日のために犠牲となるものについても、計算せずに放ったらかしておいた。まさしく健康マネージャー失格であった。

だが、その結果、糖質制限食というイノベーションで到来した糖尿病という損失をいち早く補うことができた。

私は以前、過多に摂り過ぎていた糖質を制限することで、自分の「弱み」を正常値に戻し、再び「健康」を手に入れたのだ。

オーケストラにたとえると、自身が指揮する演奏会で、突如、膵臓というオーボエ奏者が過労で倒れてしまったようなものだった。代わりに肝臓のファゴット奏者と腎臓のクラリネット奏者が演奏パートを補った。すると、肝臓のファゴット奏者も慣れぬパートで負担が増えて具合が悪くなった、腎臓のクラリネット奏者も引きつけを起こし始めた。

しかし、肉体の常任指揮者である私は指揮台で気づかずに、熱演していた。やがて、不協和音を奏で始め、演奏も目茶苦茶になってきた。やがてオーケストラの心臓部である第一ヴァイオリンもハーモニーが乱れ、演奏はガタガタになって、指揮者である私は指揮台を降りて休憩時間に入らざるを得なかった。

休憩時間中、指揮者である私はその混乱をいち早く補うことに全力を傾けた。対策としては曲目を変更し、大編成のオーケストラで行うものから、ピアノ独奏と少人数のオーケストラがその伴奏を行う協奏曲へと曲目を切り替えた。それが膵臓のオーボエ奏者に負担をかけない「糖質制限食」というゆるやかな曲だった。結果、オーケストラはなんとかハーモニーを取り戻し、その間に休憩したオーボエやファゴット、クラリネットの各奏者も元気を取り戻し、再びフルオーケストラで演奏することが可能になったのである。

こうして急場をなんとかしのげたのも、自分自身が指揮台から降りずに「糖尿病」などの「生活習慣病」という病気と真摯に取り組んだからだった。

この「真摯さ」でなんとか私は、立ち直ったのだ。

優れた企業経営者は「名医」

しかし、休んでいたオーケストラのフルメンバーが復帰したものの、まだまだ私はかつての響きを完全に取り戻してはいない。

下がったとはいえ、血圧やコレステロール・中性脂肪の数値は、まだ正常値ギリギリだし、糖質制限食療法を中断すれば、たちまち糖尿病という「サイレント・キラー」は息を吹き返し、ジワジワと私の身体をむしばみ始めるはずである。

ただ一つ、糖尿病に罹る以前と違うのは、ドラッカーの言う「弱み」を消しておかないと、真の「強み」も発揮できないことがわかったことだ。

その結果、これからは「ただちに必要とされているものと遠い将来に必要とされるもの」の調和を図りながら、常に「弱み」を消して、「強み」を発揮できるように、自分自身の健康マネージャーとして、管理能力を発揮していこうと考えている。ドラッカー医師の指摘するように、いずれの弱みも放っておくと組織は危険にさらされることになるからだ。

糖尿病治療の最初において、私を叱責した糖尿病専門医も今思えば、彼なりの表現でこうした「健康のマネジメント」の必要性を私に説いたのだ。しかし、そのあからさまな叱責に患者である私は反発し、指揮台から降りてしまった。

ところが、その後自宅でドラッカーを何気なく読んでいるうち、彼が糖尿病治療の素晴らしい「名医」であることを発見し、治療の機会が訪れた。

そして、マネージャーとしての自身の持つ唯一の資源、「真摯さ」を大切にして、糖尿病治療の方法を探っていった。やがて京都・高雄病院の江部康二医師が提唱し、自身も糖尿病患者として継続し、効果を上げている「糖質制限食」という治療法に出会ったのだ。

その「出会い」は、ドラッカーの言う「流れ星」にも似たものである。真摯に糖尿病と向き合い、なんとかしてこれを治療したいという思いがその願いをかなえてくれたのだ。

もし、糖質制限食というイノベーションを一年半前の糖尿病発覚の時点で行っていなかったら、まだ私は現役の糖尿病患者として、血糖降下剤を飲み続け、その結果、数値がなかなか下がらずに、インスリン注射を打つことになっただろう。

しかし、私はドラッカーの指導により、そんな状態から急ピッチでかつての健康な状態へと引き返すことができたのである。

おそらく、私を最初に診察した糖尿病専門医は今頃、首をひねっているに違いない。なぜ、あんなに悪くなるまで放っておいて、なぜ、あれほど急によくなったのだろうかと。ここに「糖尿病」および「生活習慣病」の面白さがある。既に多くの方々がご存じだが、これらの病気は、医師には治せない。自分で治すしかない。患者自身が自分で自覚を持って、それまでの「生活習慣」を改め、健康管理の基本に気を配って、自己責任で治していくしかないのだ。そして、治した結果だけを、医師は定期的な血液検査などで確認する。病状が進めば、それを緩和させる薬を出す。

糖尿病の根本治療薬は、いまだに発見されておらず、医者にもこの方法しかないのだ。

糖尿病を克服したという患者の多くは、カロリー制限食を中心とした質素な食事と、毎日数キロ歩いたり走ったりする運動療法で、ようやく数値を改善し、コントロールしている。だが、この場合は、運動を怠ったり、また、質素なカロリー制限食に耐え切れず、食生活を以前のように戻しても再び数値は悪化していく。

その結果、行きつくのがインスリン注射である。インスリン注射は、膵臓がインスリンを出す代わりに、外部から自分で注射し、血糖値を下げようというものだ。これは、その働きからいって確かに効果はある。

しかし、恐ろしいことにその結果、以前の食生活や生活習慣を変えなくともよくなってしまう。私が取材した糖尿病患者の方々は、毎食後、人に隠れるようにして、自身でインスリン注射を打ち、その結果、以前と変わらぬ生活を続けていた。「インスリン注射を打つ手間にさえ慣れれば、糖尿病なんてなんてことないですよ」と笑う糖尿病患者もいた。

最近では、インスリンを五年以上打ち続けることの危険性を訴える研究結果も出ており、インスリンに頼ることは本当の糖尿病治療とは言えない。あくまで「対症療法」の域を出ないのである。

そんな「糖尿病治療」の現状から、ドラッカー医師は、以下のような数々の「名言」によって、患者自身が自分で糖尿病を治すように変えていく。

「明日のために昨日を捨てる」

「自ら変化をつくりだす」

「知りながら害をなすな」
「強みを総動員する」
「対立なければ決定なし」
「優先順位を決める原則」
「成果を上げることは習慣」
「まず時間からスタートせよ」
「組織は戦略に従う」

もし、ドラッカー医師のような糖尿病の名医が日本にいたら、私はすぐさま訪ねて行き、受付のベルを押しただろう。ところが、探すまでもなく、まさに「流れ星」のごとく、ドラッカーが彼の名言とともに眼前に現れたのである。

コミュニケーション

ドラッカーの経営マネジメント思想が、ここまで現実の糖尿病治療に役立つことは驚きだった。だが、よく考えてみれば当然のことだ。

ドラッカーによれば、企業も組織も人間と同じ「生き物」である。その組織をいかにうまく、いかに効率よく使って「成果」を収めるかで、我々の「人生」の幸福も決定されるからだ。

ドラッカーの『マネジメント［エッセンシャル版］』を再読し、今更ながら深く頷《うなず》いたのは以下の、経営科学について触れた部分だった。

ドラッカーはこう言う。

「経済的な活動とは、現在の資源を不確かな未来に投入することである。事実ではなく期待に投入することである。企業にとって、リスクは本源的なものであり、リスクを冒すことこそ基本的な機能である」

現在の「経営科学」の文献には企業がリスクを冒したり、リスクをつくり出すことを非難する響きがある。「すなわち、企業という存在そのものに対する非難の響きがある」とドラッカーは言う。これは間違っているというよりも、最悪と言うべきだとする。

ドラッカーが言う意味を、「糖尿病医」に見立てて考えてみよう。

糖尿病専門医（経営学者）は、糖尿病患者（企業）がその基本的な働きであるリスクを冒すことを非難する。

ところが、人間（企業）である以上、リスクは冒す。そうでないと現在の資源を不確かな未来に投入できない。すなわち、生きている意味がないのだ。

しかし、糖尿病専門医はそうした健康のリスクを嫌い、数値を正常値に戻す患者、すなわちリスクを冒さない患者のみを相手にしようとする。

ドラッカーは違う。人間（企業）は生きている限り、リスクを冒すものである。そのリスクを冒す患者をむしろ、自分の研究対象として重要視すべきだと説く。その研究対象を軽んじてしまっては、いかなる学問も学者も存立し得ない。

「経営科学にもっとも求められていることは、その対象を真面目にとりあげる姿勢である」（『マネジメント［エッセンシャル版］』）とドラッカーは言う。

わかりやすく言えば、私のように生きるためのリスクを取り過ぎて、一時的に糖尿病と生活習慣病でガタガタになったダメ患者こそを、経営学者は真面目に取り上げるべきだと言っているのだ。

現実の糖尿病治療はそうではない。多くの糖尿病専門医が、糖尿病患者という存在そのものに対してまず非難しようとしている。なぜここまで放っておいたのかと。そしてリスクの少ない、すなわち自分の言うことを素直に聞く患者のみを従属させようとしている。

「経済活動を、責任を伴う自由裁量の世界としてではなく、物理的に確定した世界と見なしている」とドラッカーは言う。

三分間治療の限界があるとはいえ、私を担当した糖尿病専門医は、ただパソコンの画面のみを眺めながら、私という企業の経営を非難して冷たく言った。

「どうして、こんなになるまで放っておいたの」

それは事実である。事実であるが、こちらも物理的に確定した世界に生きるロボットではない。日々、原稿を書きながら生きる作家という人間なのだ。もっと言えば治療に来た患者は、その医師にとって「顧客」であるべきだ。その顧客が求める悩みの相談などには、全く耳を傾けてくれない。まるで壊れた機械を見るようにしか見ず、患者を「顧客」として真面目に見ようとしない。

もちろん、私も患者として至らない点はあった。ドラッカーの理論に従えば、自分が糖尿病を治して喜ぶ家族、友人、仲間の中に、この医師も含めるべきであった。それには「コミュニケーション」が必要であった。しかし、自身を再三否定されたことで、私はそれ以上コミュニケーションを取ろうとはしなかった。しかし、それでは本当はいけないのだ。

なぜなら——。ドラッカーは言う。

「同じ事実を違ったように見ていることを互いに知ること自体が、コミュニケーションであ

る」（同）

患者は患者の立場で病気を見、医師は医師の立場で数値を見る。本来はその違った立場からコミュニケーションを取らねばならないのだ。その際、必要なものがある。それが「言葉」である。ドラッカーは、現存する最古の修辞論であるプラトンの『パイドン』の中の言葉を引用し、こう言う。

「ソクラテスは『大工と話すときは、大工の言葉を使え』と説いた」

あるいは、こうも言う。

「コミュニケーションは受け手の言葉を使わなければ成立しない。受け手の経験に基づいた言葉を使わなければならない。言葉で説明しても通じない。経験にない言葉で話しかけても理解されない。知覚能力の範囲外にある」（同）

すなわち、コミュニケーションを行うには、「『受け手の知覚能力の範囲内か、受け手は受けとめることができるか』を考える必要がある」（同）と書いている。

ドラッカーは、さすがに「名医」である。彼は、われわれに対してソクラテスの言う「大工の言葉」で語りかけてくれる。それゆえに、患者である私にも、その治療法がいち早く納得できたのだ。

血糖値管理ではなく「生活改善」

もし私が、最初に担当した糖尿病専門医に会う前に、ドラッカーの『マネジメント［エッセンシャル版］』を読んでいたら、この医師でも自分の「顧客」として大切に扱い、「大工の言葉」で医師に話しかけ、コミュニケーションを取ろうとしたかもしれない。

しかし、それはやはり無駄であったかと思う。私が糖尿病患者のイノベーションとして実践した「糖質制限食」療法についても、スピーディーに結果を出したにもかかわらず、その事実を告げると「あまり極端なことはしないでください」と認めなかったからだ。

やむなく、私は自分のマーケティングを通じて、京都・高雄病院の江部康二医師と出会うことになった。そして、地元軽井沢にも治療を理解してくれる医師を見つけ、その医師のもとでコミュニケーションを取りながら、血液検査を行い、糖質制限食療法を続けている。

ドラッカー理論による糖尿病治療を行ってわかったことは、やはり彼の言う「顧客の創造」の重要性である。前出の池田雅彦医師は「『感謝できる仲間』を一人でも増やすことが人生の目的になりうる」と言う。そして「顧客を明らかにすることで目標（夢）を意識し、血糖管理を『手段』にまでおとしめることなく、更にイノベーション（自己革新）をもって、問題解決に当たりましょう」とセミナーで糖尿病患者に呼びかけている。

すなわち「血糖管理」は原因ではなく「結果」に過ぎない。ドラッカーによれば、その結果得た利益は、マーケティング、イノベーション、生産性の向上の結果生まれたものだ。もし、今、自分の血糖値がよくなっても、それは「不確定性というリスクに対する保険」であるとドラッカーは、極めて冷めた見方をしている。

血糖値が下がり、体重が減少し、ウエストが二〇センチも減少したことで、私は一時、糖尿病を克服できたと喜んだが、それは、ドラッカー医師によれば「不確定性というリスクに対する保険」でしかない。

それよりも、より大きな「利益」として糖尿病治療の結果得たものがある。それは、自分の病気が改善したことで、喜んでくれる家族、友人、仲間の存在を確認できたことだ。つまり、私は糖尿病の治療によって、自分の本当の「顧客」を発見できたのだ。その人々のために「健康マネジメント」を続ける。これが本来の治療の目的ともなった。決して血糖値を下げることだけではない。この「人生の真実」がわかっただけでも私は今後、より大きなイノベーションが可能になったと確信している。

私は健康面のみならず、人生の「生活改善」も果たすことができた。糖尿病治療や生活習慣病治療とは、本来、そこから改善していかねばならぬものである。つまり、人間を機械の一部のようにしか見ない糖尿病専門医や、リスクとしか見ない経営科学学者には本来、治療できない性質の病なのだ。患者という「組織」を全体として診療できるドラッカーのような希代の「名医」にして、初めて根本治療ができるものなのである。

真面目な方ほど応用できる

糖尿病や生活習慣病の治療に対して、このように真摯である人ほど、ドラッカーの言う経営マネジメント理論をそこに応用できることを実感するはずである。

それを単なる「きれいごと」や「こじつけ」としか感じない方々は、ドラッカーの言う「流れ星」を見過ごした方だろう。だが、自分にとっての「流れ星」が訪れた時には、ぜひそれを摑《つか》まえて、糖尿病や生活習慣病を本当に治す「最良の機会」としてもらいたい。

ドラッカー理論は当然のことながら、現実の経営マネジメントの際にも役に立つ。経営の書としてのみならず、自身の糖尿病治療や生活習慣病治療の書として精読し、実践すれば、身体の健康を取り戻し、働く組織や企業、社会をマネジメントする能力も身につく。

まさに一石二鳥、三鳥だ。

そうして自らの「働き方」や社会との関わり方を変革していく中で、また自身の今後の健康マネジメントも必要となる。従って、経営と自身の健康は不可分であり、そのどちらにも、ドラッカーの言葉が燦然《さんぜん》と光り輝いているのである。

第八章　ドラッカーとアンチエイジング

アンチエイジングの「名医」

血糖値を正常値に戻した私は、それまでと大きく考え方を変えた。

まず一つの大きな「変化」は、アンチエイジング医学に強い関心を持ち始めたことである。アンチエイジングとは、「抗加齢医学」と訳され、文字通り人間がいつまでも若く年を取らずに生きていくことを追求する医学と考えがちだ。

だが、実はそうではない。人間、ヒトとして生まれた以上、寿命というものがある。当然、いつかは死ぬのである。問題は、その死に至るまでの、その人の「生き方」の質だ。

中高年になってから体調を崩し、長患いをして、家族に長い間介護をしてもらい、本人も長く病床に生きる。それでも亡くなるよりはよいが、闘病期間が長い分、どうしても生活のクォリティは落ちる。家族の負担も甚大である。

アンチエイジング医学の本当の目的は、人間いつかは死ぬと考え、その瞬間まで元気で健康に生き抜くことである。

そして、生きている間はできる限り様々な体験をして生を楽しむ。あんなこともやり、こんなこともやった、もちろん苦労もしたが、大きな喜びもあった。やはり生きてきてよかったなと言って、亡くなる瞬間まで人生を楽しみたい。

それには、加齢に伴って生じる様々な障害をあらかじめ除去し、脳と身体を若返らせながら、夫婦ともに生きていくライフスタイルを探らなければならない。そのための医療面からの様々な研究を行うのが、アンチエイジング医学なのだ。

このアンチエイジング医学を学ぶ前に、私は糖尿病という生活習慣病であやうく死にかかった。そして、まだ油断はできない。糖尿病患者の寿命は、平均で一〇年短いと言われており、早くそれを克服しつつ、次のアンチエイジング医学へと足を踏み出さねばならない。

このようにアンチエイジングの本質は、単に長生きすればいいというものではない。いかによく生きるか。いかに健康に生き、様々な活動を通じて社会と関わり、山あり谷ありの楽しい人生を送るかである。

こうした人生を送る生き方を「メモリー至上主義」と呼ぶ。単に生物学的に長く生きるのではなく、いかに充実し、いかに様々な体験を楽しむ人生を送るか。それをワクワクしながら準備することである。

そして、その活動を行う基礎に「健康」がある。糖尿病になってから初めて、私は健康の大切さに気がついた。そして自分の健康や家族の健康のみならず他人の健康をも気にするようになった。

また、その「健康維持」には、毎日の生き方が極めて大きく影響してくることも知った。若い時代は、若さの特権で健康が永遠に続くと思い込んでいる。ところが、中高年になると加齢が原因で自分でも思ってもみない様々な「障害」が出てくる。この障害を絶えず事前に察知して取り除いておかないと、将来の健康も良好に維持できないとわかった。

そのためには、日々心と身体のメンテナンスが重要となる。そして様々な検査を通じて、自分の身体の状態を絶えずチェックし、問題があれば事前に手を打っておかねばならない。

ということは、人間死ぬまで病気と闘い続け、健康を維持していく必要があるということだ。そのための最新治療法を考える。これがアンチエイジング医学の目的でもある。

この点でも本書でその一端を紹介した、ドラッカーの経営マネジメント思想は、その著作を読むわれわれに大きなヒントを与えてくれる。

まさに、ドラッカーは糖尿病を始めとする生活習慣病治療の名医であり、同時に人間いかに社会の中で生きるかを教えてくれる、アンチエイジング医学の達人でもあるのだ。

一九〇九年（明治四二年）にオーストリアのウィーンに生まれたドラッカーは、その九五年もの長い人生をかけて、東西冷戦の終結、転換期の到来、社会の高齢化など、時代の大きな変化をわれわれにいち早く知らせてくれた。そして、ビジネス界にあっては「経営戦略」、「民営化」、「顧客第一」、「情報化」、「知識労働者」、「ABC会計」、「ベンチマーキング」、「コアコンピタンス」といった、経営マネジメントについての多くの理念と思想をわれわれに説き、四〇冊を超える著書でそれを紹介してきた。

今、ドラッカーの『マネジメント［エッセンシャル版］』を何度も読み返して、彼の人生を俯瞰する時、彼自身も初期の経営学者、すなわち、組織を使って成果を上げ、組織に貢献する方法を考える経営学者から、やがてファシズムと対峙《たいじ》し、自由で豊かな産業社会を担う企業活動に着目した政治学者、そしてソ連の崩壊を予言し、テロの脅威を警告する歴史転換を説き、NPO、イノベーションなど新しい社会における組織のあり方を問う思想家へと自身の役割を拡大していったことがわかる。

それはまさに「ドラッカーの人生」という一つの大きな事業の構築であった。そして、九五歳まで現役の学者として生きたその人生は、アンチエイジングの実践の見本のようなものである。

少子高齢化による雇用の変化とビジネスモデルの多様化、政府の役割の変遷を描いた最後の著作『ネクスト・ソサエティ』を出版したのは、実に九二歳の時だった。

学者としても著作家としてもドラッカーは息の長い活動を続け、手がけた各分野に大きな功績を残した。まさにドラッカーは男の人生を生きる上でもマネジメントの達人だったのだ。

男なら誰でも、彼のような堂々とした、しかも充実した人生を送りたいものである。

「入門書」を残したドラッカー

ドラッカーの面白いところは、専門書の執筆のみならず、彼の膨大な学者としての世界の入り口に立つための「入門書」も忘れずに執筆し、彼の思想を学ぼうという人々にいつでも門戸を開放している点である。

本書で彼の名言を引用させていただいた、『マネジメント［エッセンシャル版］』は、ドラッカーのマネジメント論の集大成である大著『現代の経営』を始めとする彼の理論のエッセンスを日本側訳者の求めに応じて抜き出し、最新理論を加えて再編集したものである。

また『プロフェッショナルの条件』は、個人が成長し、プロフェッショナルになるためのアドバイスや名言を収めたもの。『傍観者の時代』は、若き頃のフロイトやシュンペーターらとの交友など激動の半生を振り返る自伝であり、彼は優れた学者としてのみならず、教育者としても素晴らしい実績を残している。

亡くなるその年まで、ドラッカーは自宅のあるカリフォルニア州クレアモントのドラッカースクールで若い学生や社会人を相手に講義を行っていた。こんなエピソードからも教育者としての彼の一面を見る思いがする。そして亡くなる直前まで、学生たちに講義を続け、現実の経営者たちの悩みに耳を傾け続ける、現役の「教師」であり続けた。しかも彼は社会に対する感覚や関心を高齢まで失うことなく、多方面にわたって膨大な著作や論考を残すに至った。その意味でも、学者として教師として、また著作者として実にバランス感覚に優れた人生であった。

その結果、彼の様々な人生経験が知識として結合していった。

「個々の専門知識はそれだけでは何も生まない。他の専門知識と結合して、初めて生産的な存在となる。知識社会が組織社会となるのは、そのためである」（『未来への決断』）

一方で、ドラッカーは決して教壇から離れず、世の中かくあるべしと自身の「理論」を唱える「〜イズム」の学者ではなかった。

むしろ、その「対極」に位置する。

彼の作った有名な造語に「社会生態学」（Social ecology）という概念がある。

すなわち、自然の生態系を研究する学者が、地球上で起こる様々な出来事を詳しく生態観察するように、ドラッカーは企業を始めとする人間の組織がどのようにして生まれ、発展し、それによって社会がどう変化していくかを巨視的な視点で観察し、その生態を探った。同時に社会や時代の変化が、その組織にどのような変化を起こさせるのかについても、一企業を例に取り、その生態を観察した。それゆえに彼は「社会生態学者」と名づけられたのである。

医療の分野で優れた業績を残す医師や医学者も、実はこれと同じ立場を取らねばならない。すなわち、医師や医学者は人類がその生きた時代に経験する様々な病気の原因を探るとともに、その理論に従って患者の治療を行う。あるいは、患者の治療を行いながら、その状態から疾病の原因を究明するのだ。そして、社会や生活環境の変化によって、人類がまた新たな疾病にむしばまれると、患者を治療することにより、新たな病理現象も発見していく。

つまり、治療と研究をほぼ同時並行で行い、その双方の知識を結合させて成果を出すのである。

ドラッカーの理論も、これと同じ役目を果たしている。彼は社会の中で組織がどういう役割を果たすか、あるいは組織に対して社会や時代がどういう影響を与えるかを生態観察した。

医師は患者を治療するのに全力を尽くし、医学者は研究を通じてその治療法を研究する。ドラッカーの場合は、社会科学において、まさにこの二つの役割を同時に果たしたのだ。現実の企業経営者に会って、その経営の悩みを聞いて、問題の解決策を探る。かつ、その問題が社会や時代環境のどういう変化から生じてきたかを研究したのである。こう考えると、ドラッカーの経営マネジメント理論がなぜ、糖尿病治療やアンチエイジングに役立つのかもおぼろげにわかってくる気がする。彼の理論が生活習慣病を治すのは、人々の生活習慣の大きな変化の背景を、しっかりつかんでいるからである。

糖尿病という病気は、自分でなってみて初めてわかったことだが、極論すれば身体全体の病気と言えるほど、治療範囲の広い病気である。インスリンを出す膵臓のβ細胞の不調に始まり、腎臓、肝臓、心臓などの循環器も全てその対象となる。更に血管や血液についての深い研究知識も必要になる。

ところが現代医学は、その進歩のあまり、様々な専門分野に研究や治療が細分化されている。肝臓は肝臓専門医、腎臓は腎臓専門医がおり、循環器はまた循環器専門医、血管は血管専門医がいる。

これらの専門医と連携しながら、糖尿病という各臓器を横断する全身病を治療研究していくのが糖尿病専門医なのだ。糖尿病の治療対象はそれだけに限らない。食習慣、栄養学、運動生理学、ストレス、神経医学などの分野の専門家とも連絡を取りながら、具体的な治療を行っていく。これらの全ての専門分野について深く精通することなど、実は一人の医師には不可能である。それゆえ、糖尿病という病は治療しにくいのである。

一口に糖尿病といっても、その患者によって罹る原因は異なる。健康的で望ましい食生活や運動を続けていても、両親が糖尿病患者であった場合などは、糖尿病を発症する例も少なくない。

そして現代のように、食の外食化が進み、炭水化物と炭水化物を重ね合わせた丼《どんぶり》物やパスタ類、カツカレーといった人気の食事ばかりを摂る食生活を続けていたり、車や公共機関の発達などで慢性的な運動不足に陥ったりすることによって、中高年層のみならず、若年層でも糖尿病を発症することになる。

こうした糖質過多の食生活の改善や運動生理学の研究も糖尿病治療には欠かせない。

これらの専門分野と医学の両方に精通している人材も極めてわずかである。

すなわち、糖尿病という全身病は、医学の専門領域化をあざわらうかのごとく、全身を対象に様々な症状を発症させるのだ。

これに対して必要なのは、各専門分野の知識に加え、人間の身体という「組織」が全体としてどのような機能や役割を果たしているかという、総合的なアプローチ、すなわちドラッカーのような「全体を見る眼」である。

また、全体を見ると同時に、糖尿病は患者個人個人によって、その発症原因が異なるため、個々の患者の生活習慣や意識、育った環境などにも細かく、しかも具体的な注意を払う必要がある。

糖尿病治療にはまさにドラッカーの唱える「社会生態学」的アプローチを、全医学領域で行う必要があるのだ。

ドラッカーは、社会生態学のアプローチを組織や社会、時代を対象に行っており、同時に個々の企業の具体的問題点も探る。この手法が、専門領域に特化しがちな現代医学の問題点を巧みにフォローしてくれる。

すなわち巨視的視点と微視的視点の両方をあわせ持つ。

加えてドラッカーは、専門家向けの専門書籍と初心者向けの「入門書」の両方を数多く執筆している。専門家には専門家にわかる言葉で語り、その分野の初心者には初心者にわかるような、平易だが、しかし含蓄深い言葉で嚙《か》み砕いて話しかけている。その結果、多くの読者たちと自在にコミュニケーションを取ることができたのだ。まさにマクロとミクロの複眼思考に加え、専門と一般の間も自由に横断できる「知の巨人」であったと言ってよい。

加齢とアンチエイジング

アンチエイジングは「抗加齢医学」と訳されるように、人はなぜ年を取るのかを研究し、どうしたらその進行をコントロールし、「衰えを阻止できるか」を考える医学である。

これに抗するわけだから、病気にならない、年を取らない、死なないことなどを考える。しかし、年を取らないということは、若返ることも意味するが、厳密には若返ることは不可能である。そのため、加齢をコントロールして止めることを意味する。

これを実現するのがアンチエイジング医学の医師の役割だ。そしてアンチエイジング医学の医師の役目はそれまでの医師の専門領域であった医療のみならず、その人の人生をより快適にするためのクォリティ・オブ・ライフのケアやサポートをすることにある。既に病気に罹った患者の悪いマイナス部分を除去するのが従来の「マイナス」の医療だ。これに対し、アンチエイジング医学は、しばしば「プラス」の医療と表現される。そして、アンチエイジング医学はまだ病気に罹っていない人でも、更に適切な治療を施して、病気の危険性を取り除いたり、加齢の進行を止めたり、死を遅らせて長寿にする環境を整備する。

これまでは人生、先のことはわからないとされていた。ところが科学技術の進歩とともに、DNA解析などの手法を用いることで、その個人の病気のリスクが発見可能となったり、がんに罹る確率や糖尿病に罹りやすい体質、心筋梗塞を発症する確率も、ある程度予知できるようになった。

病気の早期発見も同様である。より進化した検査技術で可能になり、マイナスの確率を少しでも減少させ、プラスに転じていく。これがアンチエイジング医学の考え方なのだ。

既にお気づきのように、ドラッカーの経営マネジメントもこのアンチエイジング医学と同様の手法を取っている。

すなわち、まだその企業や組織の経営状態が表面上は悪化せずに成長を続けていても、その組織のマネジメントにおける隠された問題点はやがて表面化していく。その前に、ドラッカーはその「兆候」を指摘する。そして近い将来経営不振や倒産といった危機的状況に陥ることを未然に防ぐのである。

ということは、ドラッカーの経営マネジメント理論は、患者である企業、組織が「病気にならない」よう「年を取らぬ」ようにし、「死なない」ようにする。まさにアンチエイジング医学であり、同じ「プラス」の医学なのである。

加えてドラッカーは既に病気に罹った企業や組織についての治療も行う。その場合も、組織としての基本的な機能に立ち戻り、それがなぜ機能しないのか、その「弱み」を除去し、「強み」を生かすことを考える。

まさに、経営のアンチエイジング医学なのだ。

治療にあたってドラッカーは「理論」よりもまず「現実」を優先する。

医学の分野においても、現在「エビデンス・ベースド・メディスン」という具体的な臨床データに裏づけられた医療が重視されるようになった。

患者に様々な治療法から一つを選択させる時、過去のエビデンスに基づき、この治療を行った場合の生存率や副作用などを過去の臨床データを提示しながら、その科学的根拠を説明していくわけである。

そこで患者と担当医師との信頼関係が以前より重要な問題となってきた。つまり、過去に低い確率のエビデンスしかなくとも、その治療法が必要とあらばその医師のすすめに従い、患者がその治療を行って医師の腕にかけるのだ。

その際、当然、医師と患者とのコミュニケーションが重要となる。このコミュニケーションの持つ大切さについては、ドラッカーが触れた通りだ。

こうしたアンチエイジング医学を行う際、重要視されているのが「メディカル・エイジ」という概念である。メディカル・エイジとはそれぞれ暦上の年齢を持つものの、実際に身体の状態を測定し、その人の身体の状態にふさわしい実年齢を調べなければならない。そこから、未来の加齢の可能性を探る。そして、できるだけ加齢を遅らせるように治療していく。これがアンチエイジング医学の基本である。

ドラッカーの経営マネジメントも、企業にまず本当の「現実」を直視させることから始め、その状態から何を優先させて治療していくかを考える。

アンチエイジング医学で言う「若さを保つ」、「加齢を遅らせる」。これを企業に置き換えて考えると、「仕事の生産性」を高めるということになる。

それはどうマネジメントしていけばいいのか。

ドラッカーは言う。

「仕事を生産的なものにするには、四つのものが必要である。すなわち、

①分析である。仕事に必要な作業と手順と条件を知らなければならない。

②統合である。作業を集めプロセスとして編成しなければならない。
③管理である。仕事のプロセスのなかに、方向づけ、質と量、基準と例外についての管理手段を組み込まなければならない。
④道具である」（『マネジメント［エッセンシャル版］』）

最後の道具を使うには、成果すなわち仕事からのアウトプットから考えなければならない。ドラッカーは言う。

「それらは道具にすぎない。いかなる道具を、いつ何のために使うかは、アウトプットによって規定される」（同）

これをアンチエイジング医学に置きかえて考えてみよう。アンチエイジング医学は、その実年齢、すなわち身体の健康の度合いを様々な数値によって測る。その代表的なものがHGH（ヒト成長ホルモン）である。

このHGHというホルモンは、睡眠後一、二時間の間に放出され、代謝される。HGHの数値を測定し、もし不足していたら、サプリメントなどで補充するか注射で補充する。この治療方法を選択するか否かは、信頼する医師との相談の上で行う。この場合も、自分の肉体の実年齢がどのくらいかを基礎データとして測定しておく必要がある。そして、ドラッカーの言う「イノベーション」としてのアンチエイジングの最新治療を行うわけである。

現在、アンチエイジング医療の分野で注目を集めているものとしては、DHEAホルモン、メラトニン、女性ホルモンのエストロゲン、プロゲステロン、男性ホルモンのテストステロンなどがある。このうち男性ホルモンのテストステロンの加齢による不足とその結果引き起こされる様々な症状、そして補充療法を行った場合の効果については、前著『ホルモンを制すれば男が蘇る』(講談社+α新書)で詳しく触れておいた。興味のある方はぜひお読みいただきたい。自身の健康の現在の状態を把握したら、こうした「道具」を使用することも、必要なのである。

しかし、アンチエイジング医学の重要性はわかっていても、こうしたホルモン補充療法の実行にはまだまだ抵抗がある方も多いだろう。そこで多くの人が試みるのが、毎日の努力で手軽にできる食事パターン、栄養の摂り方、睡眠といったライフスタイルの改善なのだ。

ドラッカー思考で一〇〇歳まで

自分で可能なアンチエイジング医学の実践方法に詳しい、慶應義塾大学医学部教授で日本抗加齢医学会副理事長の坪田一男氏は、その著書『100歳まで生きる!「不老!」の方法』（宝島社）の中で、エイジング（加齢）に影響を及ぼす項目として次のものを挙げている。

・遺伝的体質
・食事のパターンと栄養
・飲酒と喫煙
・就寝、起床の時間リズムと睡眠の質
・適度な運動、ストレッチ
・セックス
・精神年齢
・ごきげん思考
・どのくらい若いと思われているかのミラーイメージ
・エイジングに対する自分の理解と意志

坪田教授によれば、この項目の中で自分が生まれながらに避けることができない加齢要因は両親からの最初の遺伝的体質のみで、後は後天的に本人自身でコントロール可能なものであるという。

つまり、自分自身の健康に対する日々の考え方やライフスタイル、環境が、アンチエイジングに非常に大きな影響を与えているのだ。

では、毎日の限られた時間の中で、いかに運動し、いかに必要な栄養を摂り、放っておけば増加する一方のストレスに対してもその効果的な避け方を学ぶストレス・マネジメントをいかに行っていけばいいのか。坪田教授は、絶対に必要だと考える人は、どんなに忙しくても寸暇を惜しんでそれを行う。しかし、反対にどんなに時間があってもやらない人はやらないと言う。全ての行動は自由であり、選択も自由だ。そして、本当のことを言えば、「老い」を選択するのもまた自由なのである。

私自身は、こうしたアンチエイジング的な健康マネジメントの知識は、昨年糖尿病を患うまでほとんど皆無であった。それどころか、自分の寿命は神様が決めるものと錯覚して、健康マネジメントなど全く行わない生活を送っていた。その結果、糖尿病と、高血圧、高脂血症の合併症というトリプル・パンチを浴び、ノックダウンし、危うく死にそうになったのである。

だが、ドラッカーの『マネジメント［エッセンシャル版］』に偶然出会い、ドラッカーを糖尿病専門医に見立てて、糖質制限食というイノベーションを中心とする糖尿病治療を自分で行った。幸いドラッカー医師の素晴らしい健康マネジメントで、糖尿病から約三ヵ月で脱することができた。

この「成果」に気をよくしてアンチエイジングに取り組む「勇気」が生まれ、具体的なアンチエイジング策を幾つか実践することになった。

アンチエイジング医療を行う場合も、糖尿病治療と同様、自分で計画を立て、大きな目標を宣言して、日々できることから始めることが基本である。

糖尿病治療を始める際、治らないと言われた糖尿病を絶対に治してみせると自分で宣言した。われながら大きな目標を立てたと思ったが、糖質制限食という日々実践可能なイノベーションを取り入れたことにより、身体の栄養バランスが劇的に好転し、全ての数値が正常化した。やればできるのだ。

その後傷ついた血管内皮の修復や末梢神経のケアを行い、そこからアンチエイジング治療へと運動療法なども取り入れながら移行している。その組み合わせのポイントや使う「道具」、そして実践した効果などは次回の著書でまとめて触れることにする。

アンチエイジング・マネジメントの実践にも、ドラッカー先生の教え通り、血圧、脈拍、体温、呼吸の数、骨年齢、理想体重ＢＭＩ値などの基礎的な数値を必ず取り、その成果をフィードバックしていくことが大事である。

そうなれば、ドラッカー先生のように九五歳まで現役で、教授、思想家、教師、そして悩める人々の相談相手として充実した人生を送れるかもしれない。

アンチエイジングの途中でくじけそうになったり、アクシデントが起こったら、セカンド・オピニオンとして、ドラッカー医師の健康マネジメントを参考にしながら、自分自身で責任を持って実行できる再生戦略を再び組み立てる。

ドラッカー先生はその時も、悩める私を励まし、勇気づけて、昨日を捨て明日に生きる珠玉の知恵を与え続けてくれるはずである。

おわりに
カラダのケアとココロのケア

私の信頼する名医の一人である慶應義塾大学医学部の坪田一男教授は、アンチエイジングの実践例をまとめた著書『老けるな！　脳と体を若返らせる68の方法』（幻冬舎）の中で、「カラダをケアしていくことはココロをケアしていくことにもつながる。ココロが天気になれば、カラダも天気になる」と書いている。

私自身、糖尿病を患った時、最も悩まされたのが、実はこのココロの問題であった。

生活習慣病と宣告され、これまでの自分の生き方そのものを否定されたような思いになった。当初は様々な血糖降下剤や降圧剤も服用していたため、その副作用などもあった。一日に何度も目まいがし、もうこのまま普通の生活には戻れないのではと思ったこともあった。

当然、ウツ状態にもなった。

糖尿病は一度罹ったら治らない病気という烙印《らくいん》を押されているので、正直どうしたらいいか迷った。そしてしばらく立ち往生した。

企業経営者の取材もしていた私は、こうした時、経営者ならどう立ち直ればいいのかと考えた。そこで経営マネジメント書として定評のある『マネジメント［エッセンシャル版］』をもう一度、読み始めたのである。

正直、この本は以前に購入したものの、書斎の片隅にしばらく眠っていた。ところが『もしドラ』が記録的な大ベストセラーになったこともあり、まず、『もしドラ』を読んだ。そして、ドラッカー自身の言葉を思い出したくて『マネジメント［エッセンシャル版］』を再読したのである。それも、経営書ではなく、自分の身体を治す医学者としてである。

今回は、最初から最後まで全部読めた。それは私にとってまさしくドラッカーの言う「流れ星」であった。

『もしドラ』が大ベストセラーにならず、私が糖尿病になっていなかったら、おそらく再びこの本の表紙も開いていなかったかもしれない。

しかし、なんとか「病」を治したかった。生活習慣を否定されて、ヘコみにヘコんだ自分の思いを立て直したいという思いが、そこにあった。

そんな私にとって、ドラッカーの著作にちりばめられた「名言」はまさに、宝石のような輝きを与えてくれた。

そして暗い私の心の中に最初一筋の光として輝きを放ち、何度も読み返していくうちに、次第に大きな光の玉と化した。これがダイヤモンドのような永遠の輝きを放つに至るまで、まだまだ繰り返し読み込まねばならないと思っている。

そんな思いを前著『ホルモンを制すれば男が蘇る』担当の講談社生活文化第三出版部の木原進治氏に何気なく話したところ、それが本書となって実現した。しかも、最初はアンチエイジングの実践法の中の一項目として企画したものが、本書のタイトルになってしまった。

今更ながらドラッカーの力というのは凄い。日本のみならず海外の企業経営者にとって、最も読まれている本は『聖書』とドラッカーの『マネジメント』だと言われているのも頷ける話である。

フリーの物書きである私も、ドラッカーの珠玉の名言の数々を読み直し、大いに勇気づけられた。ノンフィクション作家の私にとって糖尿病で失ったココロは、作品に昇華していかねばならない。そうでなければ、いくらカラダがケアされてもココロは戻らない。そこで、希代の経営学者ドラッカーを糖尿病の担当医に見立てて、徹底治療するべく彼の理論を応用することにした。もしドラッカー本人も糖尿病に罹ったら、その経営マネジメントにより、このように治したのではないかという推論を本書に書くことによって、私のココロはやっと糖尿病から解放されたのである。

糖尿病治療も一年半を迎え、カラダのケアもかなりできたのかもしれない。

本書を書きながら、糖尿病がサイレント・キラーとして、またいつか忍び寄るかもしれないという不安や恐怖をもう捨て、ドラッカーの言う健康マネジメント思想を日々継続することで、更に元気になろうと思った。

ドラッカーの言う「経営マネジメント思想」を日々実践し、繰り返していけば、もう生活習慣病など恐れるに足らずだからである。

いつまた糖尿病に戻るかわからないという不安を抱いて生きるのではなく、もう糖尿病には戻らないことを自分で決めたのだ。そうしたらココロから元気が湧いてきた。

これは企業再建を果たした経営者にも共通する思いかもしれない。

ドラッカーの著作が持つ本当の素晴らしさは、読む者のココロを素直に開かせ、自分の悩みや問題点を洗いざらい取り出せることである。

私は糖尿病治療を行った後に、取材を通じて様々な「名医」と呼ばれる方々に出会った。いずれも実際にお会いすると人間として実に素直かつ実直な方々ばかりで、それでいて専門的な知識をその人格に見合う形で持ち合わせていた。

そういう「名医」たちの前では、人々は無心にココロを開き、その治療を受け入れようと自分の「弱さ」をさらけ出す。実はこういう態度を医師の前で取れたらもうしめたものである。後は医師が嬉しそうにそれを処方してくれる。

当の患者も自身の検査データをもとにこういう治療を行えばいいと気づくはずである。優れた「名医」というものは、その筋書きづくりが実に巧みである。人間のココロを熟知して、そこから具体的な解決策を生み出す道筋を見つけ出す。

現在私が通っている地元の病院のS医師も、私が糖尿病になった時、最初に対応してくれた開業医だが、その後、私が自分のやり方で結果を出すとそれを支持し、よくなると大いに喜んでくれた。

ドラッカーを読んだ後、この医師と更にコミュニケーションを深め、自分の病気が治ったら喜んでくれる「顧客」とした。そして今後はチームとして闘わねばならぬと知り、S医師や京都・高雄病院の江部康二医師をパートナーに選んだ。

確かに医師を「顧客」として見ると、その先生たちに更に喜んでもらいたいという気持ちになり、治療にもやる気が出る。

まだ試行錯誤は続いている。だが、ドラッカー医師は、その著作を開けば、いつでも医院の扉を開けている。真夜中にもかかわらず、玄関のドアベルを鳴らしても、起きて患者の声に耳を傾けてくれる。

そして先生に自分の弱みをすべてさらけ出してみると、やるべき目的に自分自身で気づくのだ。

本書の出版に当たっては、書籍化してくれた講談社の木原進治さんにまず感謝したい。そして私に糖尿病を治す知恵を与えてくれたドラッカー先生にも厚く御礼申し上げる。また、治療中の私を支えてくれた「最大の顧客」である家族や友人、そして現在も糖尿病治療やダイエットを続ける数多くの仲間たちに本書を捧げたい。

桐山秀樹

主要参考文献

・『もし高校野球の女子マネージャーがドラッカーの「マネジメント」を読んだら』（岩崎夏海、ダイヤモンド社）
・『マネジメント［エッセンシャル版］――基本と原則』（P・F・ドラッカー、上田惇生訳、ダイヤモンド社）
・『経営者の条件』（P・F・ドラッカー・上田惇生訳、ダイヤモンド社）
・『現代の経営（上）』（P・F・ドラッカー、上田惇生訳、ダイヤモンド社）
・『ネクスト・ソサエティ』（P・F・ドラッカー、上田惇生訳、ダイヤモンド社）
・『非営利組織の研究』（P・F・ドラッカー、上田惇生訳、ダイヤモンド社）
・『明日を支配するもの』（P・F・ドラッカー、上田惇生訳、ダイヤモンド社）
・『週刊ダイヤモンド』（二〇一〇年一一月六日号、特集「みんなのドラッカー」、ダイヤモンド社）

・『週刊ダイヤモンド』（二〇一一年六月一八日号、特集「エッセンシャル版・ドラッカー」、ダイヤモンド社）」
・『主食を抜けば糖尿病は良くなる！』（江部康二、東洋経済新報社）
・『主食を抜けば糖尿病は良くなる！実践編』（江部康二、東洋経済新報社）
・「我ら糖尿人、元気なのには理由がある。——現代病を治す糖質制限食」（宮本輝・江部康二、東洋経済新報社）
・『専門医が教える糖尿病ウォーキング！』（福田正博、扶桑社新書）
・『文藝春秋ＳＰＥＣＩＡＬ・こころとからだの処方箋・健康への道』（二〇一〇年冬号、文藝春秋）

桐山秀樹

1954年、愛知県名古屋市に生まれる。学習院大学法学部卒。雑誌記者を経て、ノンフィクション作家に。定年後の海外移住家族をルポした『第二の人生いい処見つけた』(新潮社)でデビュー。主に旅やホテル、セカンドライフをテーマとする一方、健康問題にも精力的に取り組む。2010年に糖尿病を患ったが自己管理で見事に克服。その闘病の日々を綴った『糖質制限ダイエットで何の苦もなく糖尿病に勝った!』(扶桑社新書)がベストセラーになる。

講談社+α新書 564-2 B

ドラッカー流《りゅう》健《けん》康《こう》マネジメントで糖《とう》尿《にょう》病《びょう》に勝《か》つ

桐《きり》山《やま》秀《ひで》樹《き》

2011年9月20日第1刷発行

発行者——鈴木 哲

発行所——株式会社 講談社

東京都文京区音羽2-12-21 〒112-8001

電話 出版部(03)5395-3532

販売部(03)5395-5817

業務部(03)5395-3615

装画——川口澄子

カバー写真——近藤 豊

デザイン——鈴木成一デザイン室

カバー印刷——共同印刷株式会社

印刷——慶昌堂印刷株式会社

製本——株式会社大進堂

定価はカバーに表示してあります。

落丁本·乱丁本は購入書店名を明記のうえ、小社業務部あてにお送りください。

送料は小社負担にてお取り替えします。

なお、この本の内容についてのお問い合わせは生活文化第三出版部あてにお願いいたします。

ISBN978-4-06-272730-3

講談社＋α新書

「キャリアアップ」のバカヤロー 自己啓発と転職の"罠"にはまらないために
常見陽平
『就活のバカヤロー』の著者が、自らの体験を交えてキャリアアップの悲喜劇を鋭く分析！
876円 559-1 B

「運命」を跳ね返すことば
坂本博之
「平成のKOキング」が引きこもり児童に生きる勇気を与えた珠玉の名言集。菅原文太さん推薦
838円 560-1 A

人の5倍売る技術
茂木久美子
車もマンションも突然、売れ始める7つの技術。講演年150回、全国の社長が唖然とする神業
838円 561-1 C

日本は世界1位の金属資源大国
平沼　光
膨大な海底資源と「都市鉱山」開発で超高度成長が到来!!　もうすぐ中国が頭を下げてくる！
838円 562-1 C

異性に暗示をかける技術 「即効魅惑術」で学ぶ7つのテクニック
和中敏郎
恋愛も仕事もなぜか絶好調、言葉と仕草の魔術　モテる人は永遠にモテ続ける秘密を徹底解説！
838円 563-1 A

ホルモンを制すれば男が蘇る 男性更年期克服最前線
桐山秀樹
イライラ、不眠、ED——その「衰え」は男性ホルモンのせい。「男」を復活させる最新健康法！
838円 564-1 B

ドラッカー流健康マネジメントで糖尿病に勝つ
桐山秀樹
経営の達人・ドラッカーの至言を著者が実践、「イノベーション」と「マーケティング」で糖尿病克服
838円 564-2 B

所得税0《ゼロ》で消費税「増税」が止まる世界では常識の経済学
相沢幸悦
増税で財政再建は絶対にできない！　政治家・官僚の嘘と世界の常識のホントを同時に学ぶ!!
838円 565-1 C

呼吸を変えるだけで健康になる 5分間シクソトロピーストレッチのすすめ
本間生夫
オフィス、日常生活での息苦しさから、急増する呼吸器疾患まで、呼吸困難感から自由になる
838円 566-1 B

白人はイルカを食べてもOKで日本人はNGの本当の理由
吉岡逸夫
英国の300キロ北で、大量の鯨を捕る正義とは!?　この島に来たシー・シェパードは何をしたか？
838円 567-1 C

組織を脅かすあやしい「常識」
清水勝彦
戦略、組織、人、それぞれの観点から本当に正しい経営の前提を具体的にわかりやすく説く本
876円 568-1 C

表示価格はすべて本体価格（税別）です。本体価格は変更することがあります